# 자연이 주는 최고의 선물
## 파이토케미컬 커큐민

"바이러스, 치매, 염증, 암 등 만성 질환에 대한 해결책"

에이제이 고엘 박사
(Ajay Goel, Ph.D.)

### 자연이 주는 최고의 선물
## 파이토케미컬 커큐민

초판 인쇄 ┃ 2021년 11월 19일
초판 발행 ┃ 2021년 12월 10일


지은이 ┃ Ajay Goel
펴낸곳 ┃ 도서 출판 다온
펴낸이 ┃ 김성민
북디자인 ┃ 김진희
영업 마케팅 ┃ 김명자, 이호연


출판등록 ┃ 제2021-000004호
주소 ┃ 대전광역시 서구 대덕대로 249번길 30(둔산동, 베스트피엘씨빌딩)
전화 ┃ 070-8285-2050
전자우편 ┃ kpower119@daum.net


ISBN ┃ 979-11-973555-2-3 (93510)


이 책의 저작권은 저작권자와 독점 계약한 다온출판사에 있습니다.
저작권법에 의해 한국 내에서 보호를 받는 저작물이므로 무단 전재 및 무단 복제를 금합니다.

자연이 주는 최고의 선물 파이토케미컬

# 커큐민
## Curcumin

"바이러스, 치매, 염증, 암 등 만성 질환에 대한 해결책"

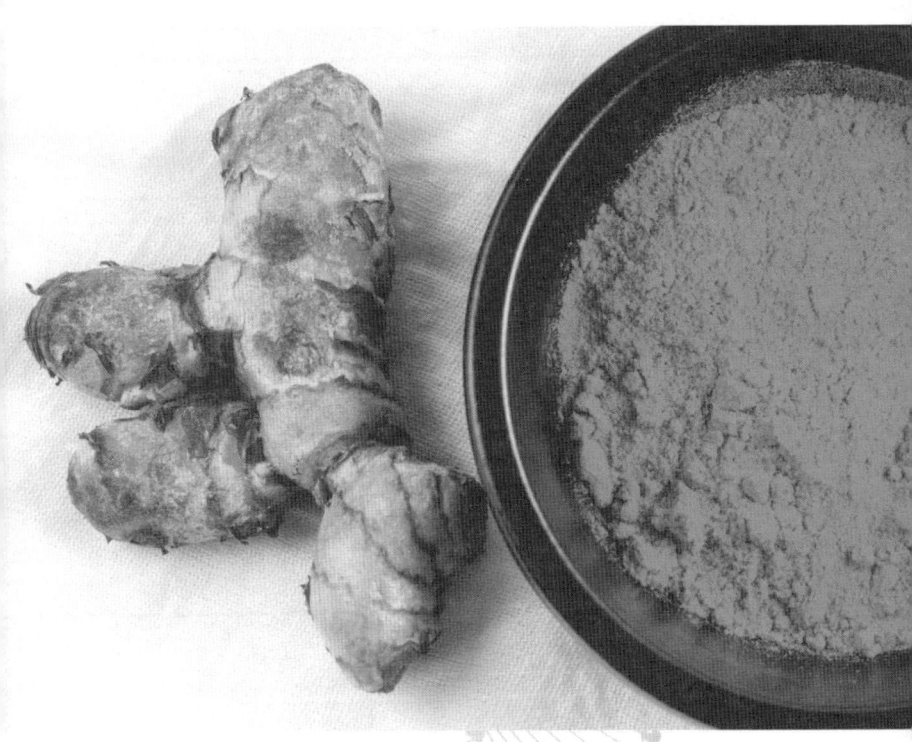

에이제이 고엘 박사 지음

다온

# 목 차

| | |
|---|---|
| 감사의 글 | 06 |
| 서문: Jacob Teitelbaum 박사 | 07 |

### Part 1  커큐민과 암 — 13

- 1) 왜 우리는 암과의 전쟁에서 지고 있는가 — 15
- 2) 암은 염증성 질환이다 — 37
- 3) 커큐민-근본으로 돌아가기 — 51
- 4) 후성유전학: 잠자는 유전자를 깨우기 — 63
- 5) 암의 시작, 성장 및 확산 방법 — 85
- 6) 암의 재발 방지 — 101
- 7) 통합 치료제로서의 커큐민 — 117

### Part 2  커큐민 및 기타 만성 염증성 질환 — 129

- 8) 우울증, 알츠하이머병 및 치매 — 131
- 9) 관절염 및 관절통 — 143
- 10) 비만 및 당뇨병 — 151
- 11) 심장병 — 161
- 12) 소화 장애 — 169
- 13) 의료 실무자에게 보내는 메시지 — 175
- 14) 집에 가져갈 메시지 — 187

참고문헌 — 197

## 감사의 글

지난 몇 년 동안 저를 가르치고 곁에 있어준 멘토들, 동료들, 협력해 주신 많은 분들, 실험실 연구원들, 친구들... 저는 한 분 한 분에게 진심으로 깊이 감사드립니다. 제 연구는 대부분 팀 성과로써 이루어진 결과였습니다. 저는 이들의 도움으로 제 연구를 마칠 수 있었으며, 이를 결코 잊지 않고 마음 속에 간직하며 살겠습니다.

# 서문

　표준 의학은 충수염, 심장마비, 항생제에 민감한 감염(예: 폐렴) 및 심각한 외상성 손상과 같은 급성 의학적 응급 상황을 치료하는 데 강점을 보입니다. 표준의학은 이러한 영역에서 진정으로 빛나고 많은 사람들의 생명을 구할 수 있습니다. 불행히도, 많은 암을 포함한 만성 질환을 치료할 때에는 표준 의학이 가끔 효과적이지 못하고 때로는 부적절해 보이기도 하며, 사람들은 오히려 치유요법(healing arts)의 다른 분야에서 훨씬 더 많은 도움을 받기도 합니다. 전반적으로 대중들은 치유요법을 다양한 부분으로 결합한 최고 수준의 치료를 받는 경우에 가장 최적의 결과를 얻을 수 있게 됩니다. 실제로 이러한 이유로 인하여 대부분 영역에서 효과적인 치료가 시행되고 있으며, 난치성 질병 분야는 빠르게 감소하는 추세입니다.

## 전환점

자연 요법에 대한 연구를 읽을 때 가장 큰 좌절은 커큐민 (인도 카레의 주재료인 강황의 선명한 노란색 색소 성분)이 암을 포함한 다양한 만성 질환에 가장 강력한 약초 중 하나라는 것이었습니다.

커큐민을 인체에 쉽게 흡수시키는 BCM-95™라는 제형의 발견은 의학에 혁명을 일으켰습니다. 이는 하나의 알약이 매우 우수한 커큐민 제형 14종과 뛰어난 700종의 강황제들을 대체할 수 있기 때문에 제가 사용할 유일한 제제입니다.

제 친구이자 동료인 베일러 대학교(Baylor University)의 저명한 암 연구자인 에이제이 고엘(Ajay Goel) 박사는 제가 지금까지 본 커큐민에 대한 서적 중 가장 포괄적으로 기술한 책을 저술하여 암과 기타 만성 질환에 대한 커큐민의 예방과 치료 효과를 자세히 설명했습니다.

## 커큐민 치료

커큐민 허브가 엄청난 가능성을 보여주는 몇 가지 사례 살펴보겠습니다.

**만성적인 통증과 피로.** 저는 심한 만성 통증을 호소하는 수천 명의 사람들을 치료한 후, 대부분 만성통증 환자들이 호전되는 것을 지켜보았으며, 통증이 완화되지 않는 사람들은 손가락으로 꼽을 수 있을 만큼 적다는 사실을 알게 되었습니다. 이는 다양한 치료요법을 제공했던 통증 전문가들의 경험이기도 합니다. 많은 의사들이 심각한 부작용이 있는 여러 종류의 일반 약품 및 처방약에 의존하여 자신의 환자를 치료하고 있으며, 이로 인하여 피할 수 있는 사망환자 수가 연간 40,000명에 이르는 것으로 보고됩니다. 하지만 커큐민은 약물로 초래될 수 있는 부작용과 예방 가능한 수만 명의 죽음에 대한 우려를 불식시켜 주는데, 이는 커큐민의 사용은 사망의 위험성과 무관하고 부작용이 아닌 "부차적인 혜택"을 제공하기 때문입니다.

**알츠하이머병과 치매.** 일반적으로 알츠하이머병에 대해 권장되는 처방약은 대개 환자의 인지기능을 개선하지 않습니다. 처방약물은 알츠하이머병의 진행 속도를 약간 저하시킵니다. 그러나 인지기능 개선을 위한 커큐민의 효과는 놀랍습니다. 커큐민의 알츠하이머병에 대한 예방효과는 다음 사실에서도 확인됩니다. 인도인들은 커큐민이 포함된 음식을 매일 섭취하고 있는데, 인도에서 알츠하이머의 유병률은 다른 나라들보다 70% 이상 더 낮은 것으로 알려져 있습니다.

**또한 암에 대한 효과도 알려져 있습니다.** 일부 표준 화학 요법과 방사선 치료 요법이 환자의 생명을 구할 수 있지만 대부분은 치료제가 아닙니다. 슬프게도, "음, 우리는 뭔가를 해야해!"라는 태도에서 유추해 볼 때, 일부 암 치료법들은 득보다 실이 많을 수도 있습니다.

좋은 소식을 기다리고 계신가요? 환자들은 자신의 암에 대하여 여러 가지 동반 상승효과를 낼 수 있는 복합요법을 조합하여 치료할 때 가장 좋은 결과를 얻을 수 있습니다. 고엘 박사의 연구가 이를 확인합니다. 그와 다수의 다른 연구자들의 연구 결과는 커큐민이 한 번에 여러 방향에서 암세포를 공격하는 것을 보고했는데, 이는 커큐민이 암을 공격하는 인간의 무기고에서 독특한 역할을 차지하고 있음을 확인시켜줍니다.

우리는 건강 규제 시스템에 기이한 문제점을 갖고 있는데, 안전하고 자연적인 약초들이 약물과 같은 4억 달러 이상의 비용이 드는 규제 과정을 거치도록 요구하면서, 저렴한 자연산 약초가 인체의 건강에 기여하는 본질적인 역할을 불가능하도록 만들고 있는 실정입니다. 이러한 문제점들은 결국 언젠가 고쳐질 것이지만 대부분의 촌각을 다투는 암환자들이 마냥 이를 기다릴 수 없을 것입니다.

다행스럽게도, 암환자들은 무한정 기다릴 필요가 없으며 본 저서에서 고엘 박사가 제공하는 연구결과에 대하여 간략한 "핵심요점"을 읽고 생명을 구하는데 필요한 정보를 얻을 수 있습니다. 또한, 수천 건의 연구와 보고서에 따르면 생체흡수율이 높은 커큐민 사용 시 다양한 암들에 대한 예방효과와 치료 효과가 있다는 놀라운 가능성을 보여주고 있습니다.

많은 경우에 화학 요법 및 방사선 치료보다 훨씬 더 효과적이며, 커큐민을 표준 의학적 요법과 함께 사용할 때 부정적 부작용은 전혀 없으면서 시너지 효과를 발휘하는 것으로 알려져 있습니다.

본 연구를 이끄는 사람은 커큐민과 암에 관한 책을 쓴 세계최고 수준의 에이제이 고엘(Ajay Goel) 박사입니다. 본 저서는 여러분의 생명을 구할 수 있습니다!

의료 서비스가 흥미진진한 수준으로 성장함에 따라 21세기 치유요법모임에 오신 것을 환영합니다

― 제이콥 타이텔바움 박사

"피로 및 섬유근육통의 해결책, 피로에서 환상으로, 설탕 중독 극복, 진짜 원인, 진짜 치료, 통증 없는 1-2-3"의 저자

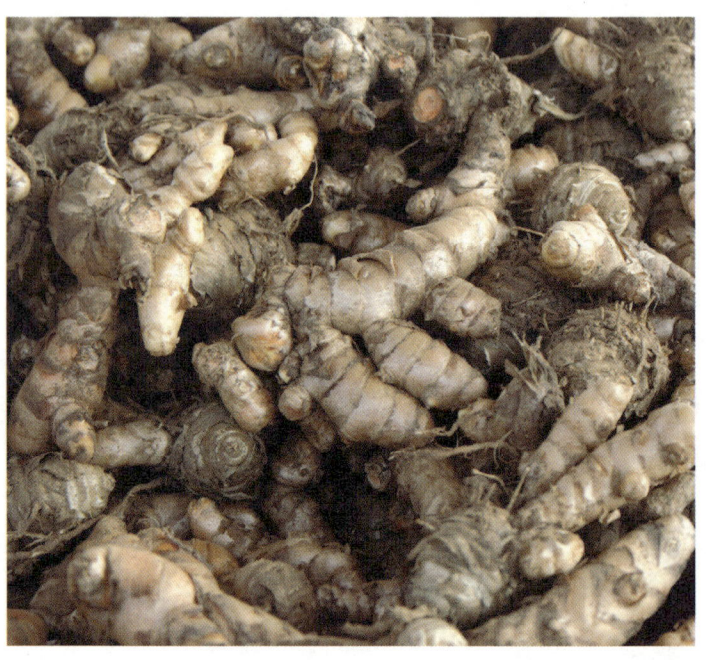

# Part. 1

# 커큐민 그리고 암

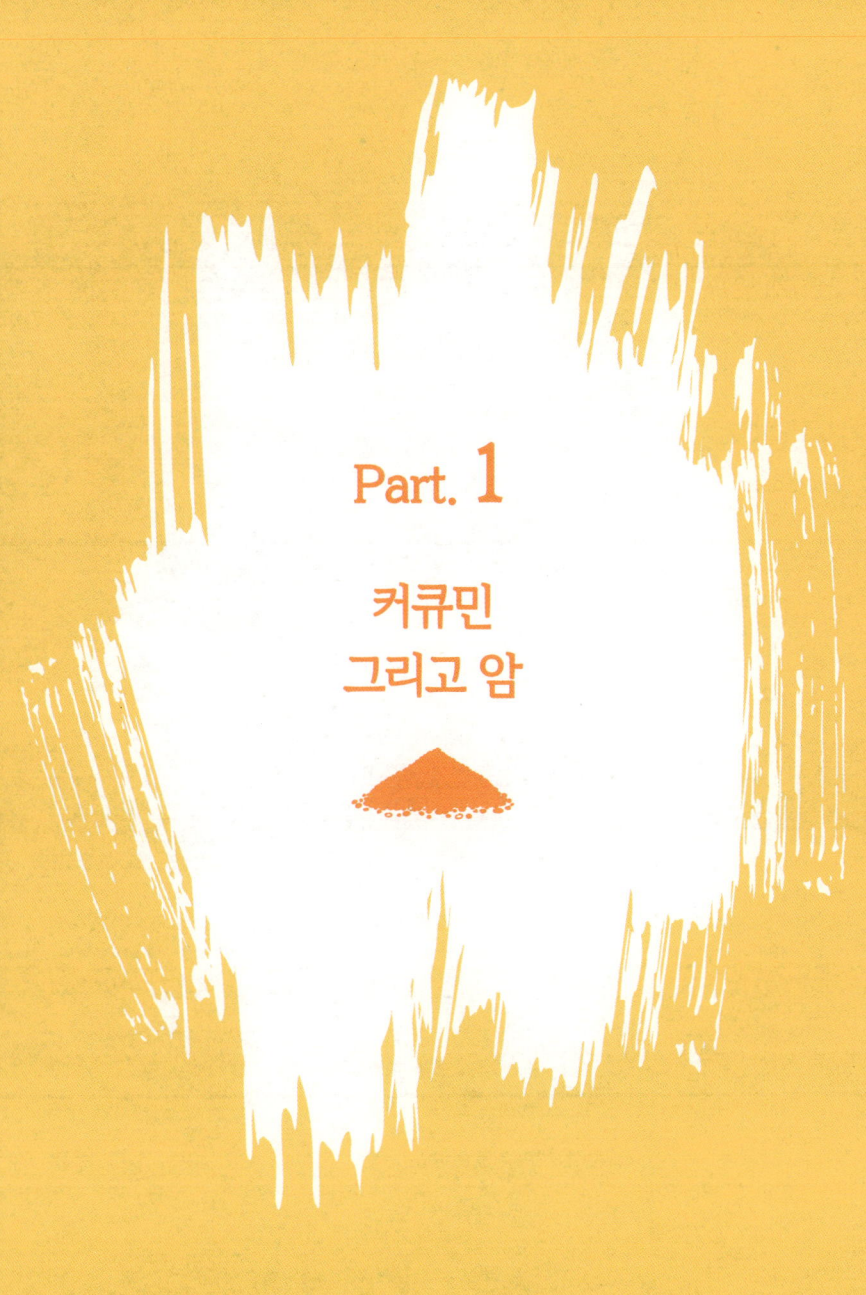

# Chapter. 1

## 왜 우리는 암과의 전쟁에서 지고 있는가?

　미국은 50년도 더 전에 암과의 전쟁을 선포했지만 우리는 아직도 전쟁에서 지고 있습니다. 미국에서만 암 연구에 1,000억 달러 이상을 지출했으며, 엄청나게 비싸고 대체로 효과가 없는 수많은 신약이 탄생했고, 최첨단 진단 기술을 구현하고 있습니다. 이처럼 막대한 지출에도 불구하고, 2009년 New York Times 기사에 따르면 인구의 규모와 연령에 따라 조정된 암 사망률은 1950년 이후 5%만 감소했습니다.

　당신이 암에 걸려있거나, 암에 걸린 사람을 알고 있거나, 사랑하는 사람이 암으로 사망했다면 당신은 지금 분노를 느낄 수 있습니다. 당신의 이러한 분노는 당연하다고 할 수 있습니다.

### 왜 우리는 암과의 전쟁에서 지고 있는가?

간단하게 답변드리겠습니다. 우리는 암과의 전쟁에서 지고 있습니다. 왜냐하면 우리는 각각의 암이 독특하고 개별적인 질병이라는 것을 인지하지 못했기 때문입니다. 획일적인 해결책은 존재하지 않습니다. 암은 매우 복잡한 질병입니다.

게다가 암세포가 똑똑하기 때문에 암 치료에 대한 레이저 표적 접근법은 불가피하게 실패할 것입니다. 암세포들은 너무 똑똑해서 마치 뇌를 가지고 있는 것처럼 보입니다. 우리가 특정 방향에서 암세포를 표적으로 삼고 접근하자마자 암세포는 방향을 전환하여 달아나면서 지난 주 또는 지난 달에 효과가 있었던 치료법에 대한 내성을 갖게 되어 버립니다.

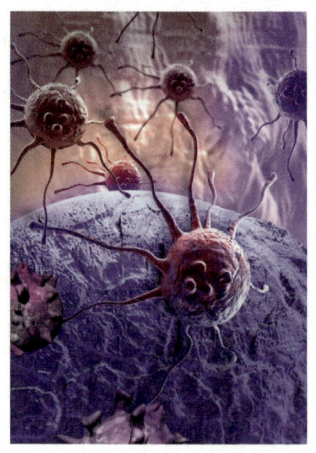

암을 성공적으로 치료하기 위해서는 먼저 각 개인의 암 특성을 이해해야 합니다. 그런 다음 우리는 다양한 방법으로 암에 개별적으로 접근해야 합니다. 우리는 이번 주에 사용된 치료법이 암에 대하여 어떤 효과가 있는지 살펴보고 다음 주에는 그 치료법이 어떻게 그 효과가 유지될지 예상해야 합니다. 왜냐하면 특정 개인의 질병을 치료할 때, 과거에 효과가 있던 치료법이 미래에도 효과가 있을 것이라는 보장이 없기 때문입니다. 당신은 본 저서가 커큐민에 관한 것이라는 사실을 이미 알고 있습니다. 커큐민과 그것이 어떻게 작용하는지에 대하여 더 많은 자세한 내용이 기술될 예정이지만, 책을 읽을 때 이를 숙지하시길 바랍니다.

> 커큐민은 한 번에 여러 방향에서 암을 표적으로 삼는
> 과학적으로 알려진 유일한 천연 의약품 중 하나입니다.

저는 위와 같이 단정 지을 자격은 없지만 말할 수 있습니다. 커큐민은 천연 물질이며 다양한 방식으로 암에 대처하고 퇴치하는 것이 과학적으로 입증된 천연 또는 합성 물질 중 하나입니다.

## 암과의 전쟁 실패

잠시 시간을 내어 암과의 전쟁을 살펴보겠습니다. 저는 이 장의 시작 부분에서 지난 65년 동안 암에 대한 순 이익이 5%에 불과하다고 말했습니다.

우리는 다른 많은 질병에 대해 큰 진전을 이뤘습니다. 1950년 이래로 우리는 심장병으로 인한 사망을 60% 이상 줄였습니다. 또한 우리는 뇌졸중으로 인한 사망자 수를 3분의 2로 줄였으며

폐렴과 인플루엔자로 인한 사망자는 20세기 중반과 비교 시 절반 미만입니다.

그러나 암에 대한 우리의 진전은 미미합니다. 암 사망률은 1950년 이후 사실상 변함이 없었습니다. 실제로 암 사망자는 2002년 연간 700만 명에서 2020년 1000만 명으로 30% 증가할 것으로 전망되었습니다. 이 수치는 연령과 인구에 따라 조정된 것으로 2030년에는 2002년 사망률보다 두 배 증가한 연간 1400만 명에 달할 것으로 예상됩니다.

1950년 이후 수백만 명의 암 사망자를 추정해 보면 왜 모든 의사, 의학 연구자, 암 환자 및 암 환자의 가족이 분노와 좌절을 느낄 권리가 있는지 쉽게 이해할 수 있습니다. 리처드 닉슨 대통령은 1971년 연두교서에서 "이 무서운 질병을 정복하고 미국을 세계에서 가장 건강한 국가로 만들겠다"고 다짐하며 암과의 전쟁을 선포했습니다.

1997년과 2008년 사이에, 일부 표적 항암제가 FDA에 의해 승인되어 유방암, 대장암, 다발성 골수종, 전립선암 등 광범위한 암에 대한 무기로서 등장하여 암과의 전쟁에 대비한 우리의 무기고를 채웠지만, 남은 가족을 파산시킬 수 있는 이식 수술을 제외하더라도, 암치료 관련 1년 치료비용이 30만 달러에 가까운 것으로 확인되었습니다.

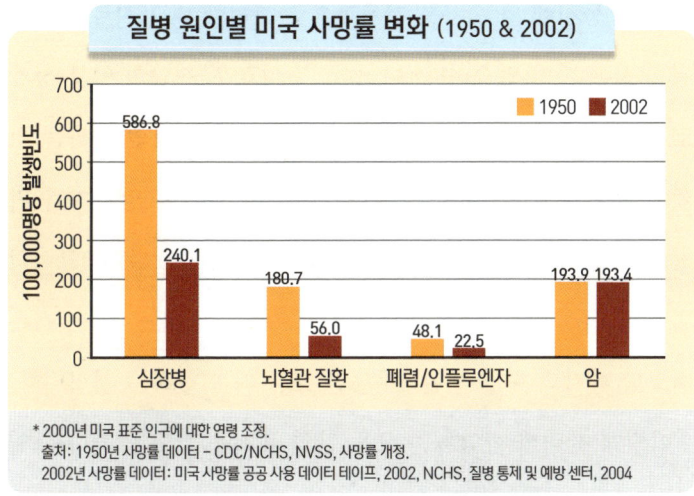

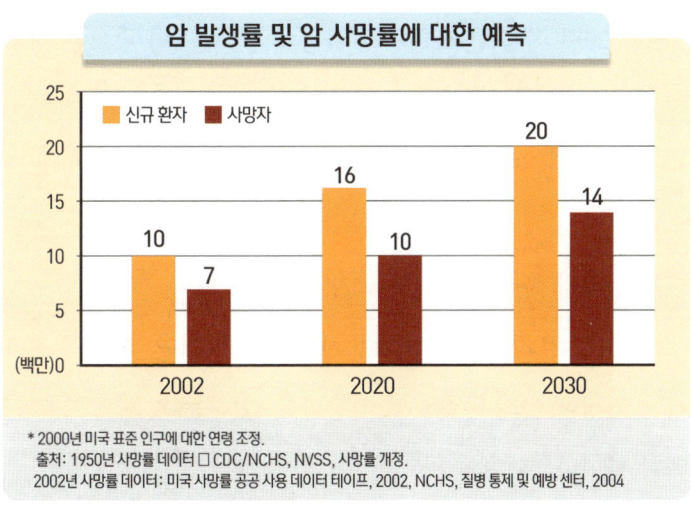

모든 것이 무의미했습니다.

맞습니다, 실제로 치료로 생명을 구하거나 연장하는 경우가 있지만, 동시에 그 숫자를 전체적으로 고려할 때 암치료와 관련된 진전은 거의 없습니다. 이러한 "흥미로운" 신약의 일부 성과로부터 암 환자와 그 가족이 기대할 수 있는 최상의 결과는 기껏해야 몇 달 또는 몇 주 동안 끔찍한 부작용으로 암환자가 비참한 삶을 좀 더 살아가는 것입니다. 사실, 연간 144,000달러의 비용이 드는 한 가지 항암제의 사용으로 기대할 수 있는 것은 대장암 환자의 수명을 단 6주동안 조금 더 연장하는 것입니다.

이렇게 값비싼 항암제는 모두 단일 표적을 갖고 있거나 단일 암 경로를 다루고 있습니다.

저는 20년 이상 암을 연구해 왔습니다. 저는 암이 모든 경우에 서로 다른 질병이라고 분명히 말할 수 있습니다.

그렇습니다, 제가 암에 접근할 수 있는 공통점이 분명히 존재하지만 암은 기하급수적인 변화가능성을 초래할 수 있는 유전자와 경로의 복잡한 로드맵을 가지고 있습니다.

그러므로 우리는 이러한 똑똑한 암세포가 각 암 환자의 진화하는 질병에 놀라운 속도로 적응할 수 있다는 것을 알고 접근해야 합니다.

## 암 공통점

많은 사람들은 암이 유전된다고 생각합니다. 모두가 "가족력"이 있는 대장암이나 유방암에 대한 이야기를 당신에게 들려줄 수 있습니다.

네, 게놈 프로젝트는 암을 유발할 수 있는 정확한 유전자를 정의하는 것을 돕는 것을 포함하여 암과 관련된 유전자 정보에 대하여 많은 지식의 문을 열었습니다.

하지만, 게놈프로젝트는 유전적 원인으로만 암이 유발되는 사례는 모든 암의 5%도 설명할 수 없다는 사실을 우리에게 확인시켜 주었습니다.

암이나 심장병, 알츠하이머병 또는 이러한 끔찍한 질병이 가족에게 "유전된다"라고 한다면, 근본적인 원인이 우리 대부분이 생각하는 것과 달라집니다. 하지만 이런 질환들은 서구화된 문명의 병이며, 어떤 불확실한 "나쁜 유전자"에 의해 처리되는 운명의 결과물도 아닙니다. 대부분의 암은 인간의 생활 방식 선택과 환경에서 기원합니다. 이러한 선택은 식단 또는 음주와 흡연, 운동 습관, 스트레스 관리 및 일상 생활에서 우리가 살고, 놀고, 일하는 장소에 이르기까지 "가족이 함께하는" 생활 방식의 선택사항들입니다.

우리는 또한 암이나 다른 질병에 대한 유전 성향이 아니라 부모와 조부모가 선택한 식단과 생활 방식을 물려받았습니다.

암과 다른 무서운 질병은 거의 전적으로 너무 많이 먹고, 잘못된 음식을 먹고, 지구, 대기, 물과 음식을 오염시키는 산업화된 사회에서 생활하면서 발생합니다. 우리는 이러한 선택 중 일부를 통제할 수 있으며, 우리가 호흡하는 오염된 공기 또는 도시 시스템으로부터 공급되는 오염된 물과 같이 일부는 우리가 통제할 수 없는 것도 존재합니다.

네, 맞습니다. 유전자가 바로 이 과정에서 역할을 합니다. 우리의 생활 방식 선택은 눈 깜짝할 사이에 암 예방 유전자를 끄고 암 촉진 유전자를 켤 수 있습니다.

자기 파괴적인 생활 방식 선택은 개인으로서 우리에게 영향을 미칠 뿐만 아니라, 우리 아이들과 우리 아이들의 아이들과 그 후손의 유전자 구조에 직접적인 영향을 미칩니다.

## 세대 선택

당신이 남자이건 여자이건 간에 먹는 것이 태아의 삶에 직접적인 영향을 미치고 평생 고통과 질병, 조기 사망의 위험을 초래한다는 사실을 생각해 본 적이 있습니까? 당신에게 끔찍하게 들릴 수도 있겠지만, 저와 함께 이에 대하여 생각해봅시다.

1890년대까지 스웨덴 가정의 식량 가용성에 대한 포괄적인 연구에 따르면 사춘기 무렵에 식량이 다소 부족했던 아버지는 자녀에게 심혈관 질환에 대한 저항력을 물려주었습니다.

반대로, 같은 기간 동안 풍부한 음식을 섭취한 사람들의 자녀와 손주들은 당뇨병으로 인한 사망 위험이 증가했습니다.

브리검 영 대학교에서 암연구센터의 수석 연구원인 다니엘 시몬스(Daniel Simmons) 박사는 "이와 같은 발견은 식단이 남성에 의해 세대를 거쳐 유전되는 유전자에 변화를 일으킬 수 있으며 이러한 변화가 특정 질병에 대한 민감성에 영향을 미칠 수 있음을 시사합니다."라고 말했습니다.

이는 냉정한 사고 체계의 결과물이며, 우리 모두에게 각자 생활 방식에 대한 결정을 재고할 더 많은 이유를 제공해야 할 것입니다.

## 유비무환

의심의 여지없이 암이나 모든 질병은 치료하는 것보다 예방하는 것이 좋습니다.

물론 "암(또는 심장병, 당뇨병, 알츠하이머병)에 걸리지 않았는지 어떻게 아나요?"라고 물을 수도 있습니다.

당신은 알 수 없습니다. 발병하지 않은 암에 대하여 알 수 없고 경험한 적이 없는 심장마비를 결코 알 수 없습니다.

그러나 우리는 건강한 생활 방식을 가진 사람들이 암, 심장

질환 등의 발병률이 훨씬 낮다는 것을 알고 있습니다.

본 저서는 주로 커큐민과 암에 대한 제 자신의 연구를 기반으로 하지만 암의 근본 원인을 다른 질병, 특히 염증과 후성 유전학의 원인과 분리하는 것은 불가능합니다. 다음 장에서 자세히 살펴보겠습니다. 제 연구의 대부분은 미국과 많은 서구 국가에서 가장 흔한 암 중 하나인 대장직장암에 초점을 맞추었습니다.

다음은 다른 질병의 예방과 치료에 광범위한 영향을 미치는 대장암에 대해 정리한 내용입니다.

오늘날 우리는 조기에 발견한 대장암에 대해 90%의 완치율을 보장할 수 있습니다. 그렇습니다, 대장직장암에 대한 혁신적인 진단법이 개발될 때까지 대장 내시경 검사가 필요합니다.

저는 당신이 그런 검사들을 모두 싫어한다는 것을 알고 있지만 그만한 가치가 있습니다! 진행된 단계인 3, 4기의 대장직장암으로 진단된 사람들의 경우, 환자의 5% 미만이 5년 동안 생존할 것입니다.

**그리고 여기에 핵심이 있습니다:** 대장직장암은 거의 전적으로 생활 습관병입니다. 적절한 식이요법을 통하여 예방할 수 있는 유일한 암입니다.

**또 다른 중요한 점:** 대장직장암은 "선진국"에서 10~15배 더 흔하지만 제2세계 및 제3세계 국가의 사람들이 구미 선진국 사회로 이주하여 살게 되면 대장직장암에 대한 이주민들의 저항

성은 단 한 세대만에 사라집니다. 이런 현상은 모두 가공육과 감자 중심의 서구화된 식단을 섭취하기 때문입니다.

## 당신은 무엇을 할 수 있는가?

앞서 보았던 끔찍한 통계는 우리 모두에게 부담이 됩니다. 암, 심장병, 당뇨병, 기타 여러 무서운 질병을 예방하기 위해 여러분이 할 수 있는 일이 많다는 것을 확실히 하는 것으로 시작하겠습니다. 이미 이러한 질병 중 하나 이상으로 진단된 경우에도 할 수 있는 일이 많습니다.

당신과 당신의 가족은 당신의 건강 문제에 대해 책임이 없음을 알아두십시오. 손가락질하는 것은 의미가 없습니다.

나아가, 비록 저는 다음 세 종류의 사람들에 대해 할 말이 많지만, 당신이 몬산토[1] 회사 반대 운동가가 되거나 채식 주의자나 비건(vegan)[2]이 되라고 권하는 것이 아닙니다.

그 대신, 암과 다음 장에서 다루게 될 기타 여러 만성 질환의 위험을 크게 증가시키는 생활 방식과 선택에 대해 잘 인지하기를 부탁합니다.

---

1) 몬산토: 미국 미주리주 세인트 루이스에 본사를 둔 다국적 생화학용품 제조업체
2) 비건(vegan): 동물성 식품(고기, 우유, 달걀 따위)을 전혀 먹지 않는 적극적인 개념의 채식주의자

다음은 우리 모두가 해야 하는 가장 큰 선택, 즉 귀하의 건강과 자손의 건강에 가장 큰 영향을 미칠 수 있는 몇 가지 사항들입니다.

### 1.육류섭취? 채식주의자나 비건이 되어야 하는가?

이는 매우 개인적인 결정입니다. 개인적으로 유기농 육류나 유제품을 소량 섭취해도 크게 문제가 되지 않는다고 생각합니다. 문제는 실제로 대부분의 비유기농 육류와 우유를 오염시키는 호르몬과 항생제, 유전자변형 사료에 있습니다. 제 고향 인도에서는 많은 사람들이 해로운 영향 없이 하루에 몇 잔의 우유를 마시는데, 이는 우유 생산을 증가시키기 위해 소에게 인위적으로 성장을 촉진시키기 위한 성장호르몬제 사용이나 감염예방을 위해 과도한 항생제가 투여가 되지 않고 소에게 유전자 변형 사료를 먹이며 사육하지 않기 때문입니다. 가능하다면 당신은 유기농 식품을 선택하고 거의 모든 콩 및 옥수수 제품을 포함한 가공식품과 유전자 변형 식품을 피하는 것이 중요합니다.

### 2. 과식.

수십 건의 연구에서 칼로리 제한이 수명을 연장하고 만성 질환을 줄이는 것으로 확인되었습니다. 미국에는 덩치가 크며 비만인에 해당되는 사람들이 많이 살고 있습니다. 음식은 풍부하고 저렴하며 영양가는 낮은 경우가 많습니다. 비만인 사람들은 자신이 필요하거나 섭취해야 하는 양보다 훨씬 더 많이 먹습니다. 저는 비만인구가 많은 미국에서 인체가 필요로하는 필수 영양소가 풍부한 음식을 오히려 부족하게 섭취하는 사람들이 많다고 생각합니다.

우리는 더 많은 단백질이 필요하다고 생각하고 호르몬이 풍부한 동물에게서 너무 많은 것을 얻는데, 이는 암의 위험을 증가시킵니다.

연구에 따르면 유기농 육류와 유제품은 덜 위험하며, 식물성 단백질은 매우 안전하고 암 성장을 촉진하지 않습니다.

말린 콩은 섬유질, 비타민 B, 철, 마그네슘 및 기타 무기질 등이 포함된 탁월한 저지방 단백 공급원입니다. 500-700 칼로리 섭취량을 낮추는 것만으로도 당신의 수명연장과 암 발생 감소에 중대한 영향을 미칠 수 있습니다. 식품 첨가물을 포함하여 과체중 및 비만에 영향을 미치는 많은 요인이 있습니다. 당신이 원하는 체중 감소량을 모두 달성할 수 없더라도 좀 더 신선하고 가공되지 않은 음식 섭취를 통해 더 건강한 식생활을 바로 시작할 수 있습니다. 이는 차례로 자연스럽게 체중 감량을 시작하는 데 도움이 될 수 있습니다.

**3. 독성 부하 감소.**

우리는 독성 환경으로 이루어진 세상에 살고 있습니다. 우리는 독성 물질에 정말 심하게 노출되고 있습니다. 우리는 살아가면서 매일 독성 물질에 시달리고 있습니다. 매일 아침 우리는 발암성 제품으로 샴푸를 하고, 발암성 화학물질이 보습제를 바르고, 탈취제를 바르고, 유방암을 유발하는 것으로 알려진 제품으로 이를 닦고, 석유화학 물질로 된 옷을 입고 유독한 작업 세계에서 일하고 있습니다. 또한, 가스가 발생하는 합성 카펫, 포름알데히드로 가득 찬 섬유판 가구의 매연, 재활용된 공기를 들이마십니다.

일부 독성 노출은 통제할 수 없지만 이러한 노출을 최소화하기 위해 당신이 할 수 있는 몇 가지 중요한 몇 가지 방법이 있습니다. 유기농 퍼스널 케어 제품 사용, 집 전체에 정수 필터 설치, 자신의 소유지에서 살충제 및 제초제 사용 통제를 포함합니다.

현관에서 신발을 벗는 것만으로도 외부 세계에서 집으로 유입 될 수 있는 독성 화학 물질을 최소화하는 데 큰 도움이 됩니다.

## 기타 질병

　기타 질병의 수치는 다른 심각한 질병들보다 그다지 고무적이지 않습니다. 세계보건기구(WHO)는 2008년 1,730만 명에서 2030년까지 전 세계적으로 2,330만 명이 심장병으로 사망할 것으로 예측하고 있습니다. 미국에서는 매년 약 600,000명이 심장병으로 사망하고 4,200만 명의 미국인이 어떤 형태의 심장병을 가진 채 살고 있습니다.

　다음으로 당뇨병이 있습니다. 1,970만 명이 넘는 미국인이 당뇨병 진단을 받았고 820만 명이 당뇨병을 앓고 있지만 당사자는 이를 알지 못합니다. 당뇨 전단계에 놓인 인구 5,070만 명을 추가하면 미국인의 당뇨 문제는 사회적으로 매우 심각함을 알 수 있습니다.

　이러한 끝없는 숫자들을 당신에게 던지는 것은 이유가 있습니다.

　여러분, 이것들은 모두 생활습관 병입니다.

　네, 당신의 할아버지는 50세에 심장마비로 돌아가셨고 어머니와 할머니는 당뇨병에 걸렸을 수 있지만 이러한 질병에 대한 유전적 요소의 역할은 경미합니다. 이는 암, 심장병, 당뇨병 및 기타 질병의 위험을 최소화하고 잠들어 있던 질병퇴치 유전자를 깨우고 신체를 타고난 권리인 건강한 균형으로 회복하기 위해 지금 취할 수 있는 모든 선택에 관한 것입니다.

### 좋은 소식

이와 같은 끔찍한 통계로 인해 소파에 주저앉아 1쿼트의 아이스크림을 먹으면서 모든 시도를 포기하는 것은 쉬워 보일 지 모릅니다. 그 어떤 것도 올바른 길에서 멀어질 수 없습니다.

유전적 요인, 후성 유전적 요인, 환경적 요인 중 상당수는 되돌릴 수 있습니다. 저는 해당 메시지를 매우 명확하게 이해할 수 있도록 반복하겠습니다.

---

*대부분의 잘못된 변화는 되돌릴 수 있습니다*

---

올바른 식단, 올바른 운동, 올바른 생활 방식, 그리고 가장 중요한 것은 이러한 무서운 질병 등으로부터 자신을 보호하기 위한 올바른 보충을 선택할 수 있는 능력이 요구됩니다.

이러한 효과는 되돌릴 수 있을 뿐만 아니라 변화하기에 결코 늦은 것이 아닙니다.

당신이 소파에 앉아 먹기만 하는 불량한 식습관과 같은 생활 방식을 가지고 있었다 하더라도, 당신은 깨어 있고, 살아 있고, 기민한 유전자의 혜택을 당신의 삶의 어느 때라도 수확할 수 있습니다.

당신은 염증의 파괴적인 힘을 멈추기 위한 조치를 시작할 수 있습니다.

물론 변화는 하루아침에 이루어지지 않으므로 문제가 발생할 때까지 기다리지 마십시오.

예방은 항상 최선의 방법입니다.

## 커큐민은 어떤 의미를 가지는가?

카레를 좋아한다면 선명한 황금색 향신료로 유명한 강황(울금)에 익숙할 것입니다. 한 사람이 어린 시절부터 엄청난 양의 강황을 섭취하고자 한다면 그 자체로 많은 건강상의 이점이 있습니다. 식물학적으로 Curcuma longa로 알려진 강황 뿌리줄기는 항산화제가 풍부한 생강과에 속합니다.

인도 향신료인 강황이 다양하고 심각한 질병을 예방, 치료 및 때로는 완치시킬 수 있다는 말을 들으면 당연히 의문을 가질 수 있을 것입니다. 여기에는 암, 심장병, 모든 유형의 관절염 통증, 심지어 당뇨병 및 알츠하이머병과 같은 "불치병" 까지도 포함됩니다.

커큐민은 연구된 모든 질병을 치료하는데 긍정적인 효과를 보여왔습니다. 수 세기 동안, 옛 인도들은 강황 식재료를 사용하여 카레 등의 음식을 만들어 섭취함으로써 건강하게 살았고 장수하였는데, 인도인들은 강황을 사용하여 하루에 여러 차례 다양한 종류의 카레를 만들어 먹는 식이요법을 식문화로 발전시키면서 일상생활 속에서 강황을 섭취해 온 것입니다. 이마에

바르는 골든 페이스트(golden paste)는 경건한 의식과 결혼식에 사용됩니다.

　6,000년 이상, 강황은 신체의 원소 물질과 에너지 중심에 균형을 가져오려고 하는 가장 오래된 전통 의학 체계 중 하나인 아유르베다(Ayurveda)[3] 에서 약으로 사용되어 왔습니다. 최근 연구에 따르면 아유르베딕 전통에서 강황에 기인하는 효과의 대부분은 커큐민의 역할인 것으로 나타났습니다. 강황의 방대한 치유 능력 때문에 강황은 "황금 여신" 이라고 불리기도 합니다.

　이제 21세기 실용적인 적용에 대해 알아보겠습니다. 강황 속 뿌리줄기에서 발견되는 커큐민이라고 불리는 화합물이 있습니다. 커큐민은 강황이 황금주황색을 가질 수 있도록 색소를 제공하고, 커큐민 치료는 오늘날 인류에게 알려진 가장 강력한 자연 의학 분야일 것입니다. 간단히 말해서, 강황은 향신료이고 커큐민은 약입니다.

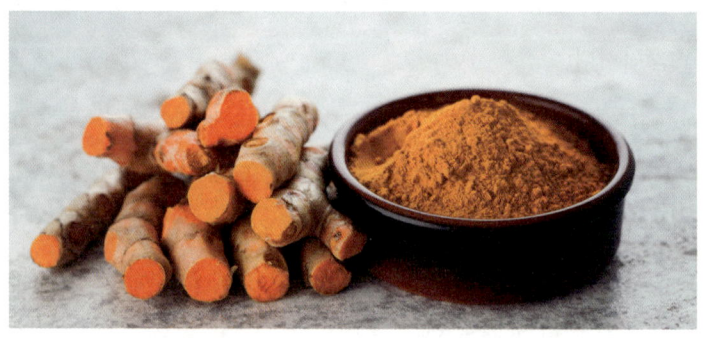

3) 아유르베다(Ayurveda): 생활의 과학이라는 뜻을 가진 산 스크리트어

> 커큐민은 연구된 모든 질병을 치료하는데 긍정적인 효과를 보여줬다.

그러나 향신료 강황에는 커큐민이 거의 없습니다. 시중에서 저렴한 강황 보조제를 본 적이 있다면 우리 인체에서 사용할 수도 있고 혹은 사용하지 못할 수도 있는 2~5%의 커큐민만 함유하고 있다는 사실을 인지하시기 바랍니다.

이는 우리가 말하는 커큐민의 질병 예방이나 치료 측면에서 그다지 효과적이지 않을 것입니다. 즉 커큐민 성분은 강황 자체보다 몇 배나 강력합니다. 21세기에 커큐민의 의학적 가치는 탁월한 항산화 및 항염증 특성을 가진 치유력 있는 물질로서, 방대한 연구결과로 뒷받침됩니다.

커큐민은 과학계에 알려진 가장 강력한 항산화제 중 하나이며, 상당한 항산화능을 가진 블루베리보다 커큐민의 항산화능은 수백 배 더 강력합니다. 커큐민은 말 그대로 세포에서 산화성 "녹"을 제거하여 심각한 질병을 예방하고 이미 보유하고 있을 수 있는 질병 기저환경을 역전시킵니다.

커큐민은 세포 악화를 막고 세포 유전 코드를 젊은 수준으로 회복시키면서, 이를 섭취한 성인에게 더 많은 세포가 재생될 수 있도록 만듭니다.

식품의 항산화력을 평가하는 ORAC[4](Oxygen Radical Absorbance Capacity) 척도에서 생체이용률이 더 높은 커큐민 제제의 항산화력은 1g당 ORAC 등급이 15,000 이상인 반면 항산화제가 풍부한 블루베리는 1g당 ORAC 등급이 600에 불과합니다!

이는 하나의 고품질 커큐민 캡슐이 같은 양의 블루베리보다 항산화제를 25배 이상 제공한다는 것을 의미합니다.

다음 장에서 염증과 암의 관계에 대해 더 자세히 알아볼 것이지만 여기서 말하는 커큐민의 초강력 항산화제는 염증 수준을 낮추고 암과 기타 여러 만성 질환의 위험을 낮춥니다.

더 중요한 것은 암에서 발견되는 손상된 세포 분열의 관점에서 볼 때, 커큐민은 또한 자연적으로 정해진 시간이 되면 이 세포가 사멸하도록 지시하여 종양 성장을 멈춥니다. 또한 혈액 공급을 차단하여 암성 종양을 죽이고 암의 확산을 막으며 혈류에 수년간 살아 있는 암 줄기 세포를 죽이고 오래된 암의 재발을 예방합니다. 기존의 암 치료에 일반적으로 사용되는 화학요법 약물 및 방사선 요법의 효과도 향상됩니다.

---

4) ORAC : 활성산소흡수능력으로서 항산화능을 의미

## 당신이 알아야 할 것들

- 암 진단과 사망률은 조기 진단 기법에도 불구하고 지난 40년간 크게 변하지 않았습니다. 이는 아마도 우리 생활습관과 환경 때문에 암이 더 많이 발생하고 있다는 것을 의미합니다.

- 생활 방식, 특히 식생활 선택은 평생의 건강, 암, 심장질환의 위험, 그리고 흔히 알려진 다른 "노인성 질병"을 예측하는 가장 강력한 요인입니다.

- 과식은 아마도 우리가 통제할 수 있는 가장 큰 건강 위험일 것입니다.

- 환경요인과 생활습관선택을 조절하여 암의 위험을 변화시킬 수 있습니다

- 커큐민은 강력하고 다양한 방법으로 암을 퇴치하는데 이는 질병에 대한 우리의 가장 강력한 무기가 됩니다.

# Chapter. 2

# 암은
# 염증성 질환이다

    암은 거의 전적으로 생활습관병에 가깝습니다. 그렇다고 해서 누구를 탓하는 것은 아니지만, 우리 모두가 자신의 생활 방식에 대한 선택할 수 있고, 이 과정에서 모두 긍정적인 선택을 할 수 있다는 것을 상기시켜드립니다.

    당신은 사무실이나 공공 건물에서는 가스 배출이 안 되는 카펫을 깔고 포름알데히드가 포함된 섬유판 가구를 교체할 수 없을지도 모르지만 당신의 집에 두는 카펫이나 가구는 스스로 선택할 수 있습니다.

    이웃이 자신의 마당에 라운드업™[5] 제초제를 뿌리는지 통제

---

[5] 라운드업™ : 미국 화학제품 제조사인 몬산토가 생산하는 제초제

할 수는 없지만, 당신의 소유지에서 사용하는 잡초제거 방법은 선택할 수는 있습니다.

음식점에서 음식을 먹을 때, 휴가 중이거나 출장 중에 먹는 음식을 직접 통제하지 못할 수도 있지만, 집에서 먹는 음식의 종류와 조리법은 당신이 스스로 선택할 수 있습니다.

서구 사회가 단연코 암 발생률이 가장 높다는 사실은 흥미롭습니다. 일본에서 암 발생률이 급증한 것은 1950년대부터인데, 일본인들은 서구화되면서 자신들의 전통적인 암 예방 식단을 버리고 서구식 식단의 선택을 통해 서구 사회와 암 발생률도 유사하게 되었습니다.

## 공통적인 근본 원인

암은 매우 다양한 것들로 인해 발생할 수 있지만, 염증은 분명히 암을 포함한 거의 모든 만성 질환의 주요 원인 중 하나로 알려져 있습니다. 염증은 사실상 모든 종류의 암으로 이어지는 일련의 다단계 과정을 유발합니다.

**다음 내용과 같은 경험이 있는지 확인해 봅시다.**

만약 여러분이 망치로 엄지손가락을 잘못 때리거나 발목을 삐어본 적이 있다면, 여러분은 종종 빨갛게 부어오르고 멍이 들고 아픈 것이 특징인 급성 염증 반응을 경험해본 적이 있다

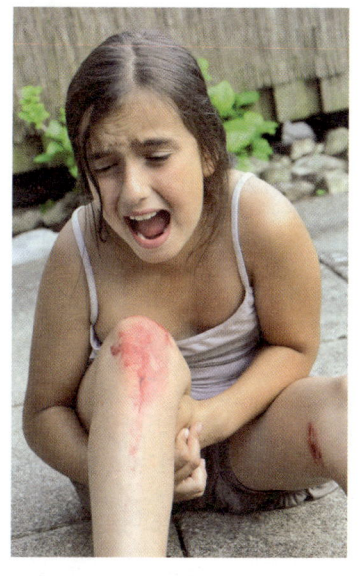
고 할 수 있습니다. 면역체계는 그러한 염증성 스트레스를 중화시키기 위해 백혈구라는 전사들을 내보냅니다. 당신은 한동안 아프고, 진통제나 얼음찜질이 조금 필요할 수도 있지만, 염증 반응은 모두 사라져 버립니다. 인체는 치유되고 영구적인 손상은 남지 않습니다. 통제된 염증은 부상에 대한 몸의 자연스러운 반응입니다.

이와는 대조적으로 만성 염증은 완전히 별개의 문제입니다. 낮은 수준의 만성염증은 과도하고 부적절한 염증 반응입니다. 아무 증상도 없을 수도 있는 침묵의 살인자입니다. 이는 종종 전혀 눈에 띄지 않게 지나갑니다.

---

*급성 염증에는 눈에 보이는 증상이 있으며*
*일반적으로 진통제와 항염증제로 조절됩니다.*
*만성 염증은 증상이 없으며*
*커큐민과 같은 안전한 무독성 약제로 관리해야 합니다.*

---

생물학의 기본 원리로 돌아가 봅시다. 그다지 어렵지 않습니다. 인간의 면역체계는 외부의 공격으로부터 세포와 조직을 보호하는 것을 돕게 됩니다. 인체 면역계는 감염과 싸우고 외부 침략자로 인식되는 모든 것의 공격을 처리합니다. 이러한 외부 침입자들은 세균, 바이러스, 곰팡이 감염을 포함한 매우 다양한 형태로 나타날 수 있습니다. 일반적으로, **이러한 침입자들은 환경요인에 해당됩니다**: 당신이 몸에 넣는 것들, 여러분이 숨쉬는 공기, 그리고 여러분이 마시는 물입니다.

이러한 "침입자들"은 오래, 심지어 수십 년 동안 지속될 수 있는 낮은 수준의 염증을 유발할 수 있습니다. 만약 이들이 계속 확인되지 않고 방치된다면, 모든 중요한 면역 체계를 포함한 당신의 일부 생물학적 기능들을 방해하게 됩니다.

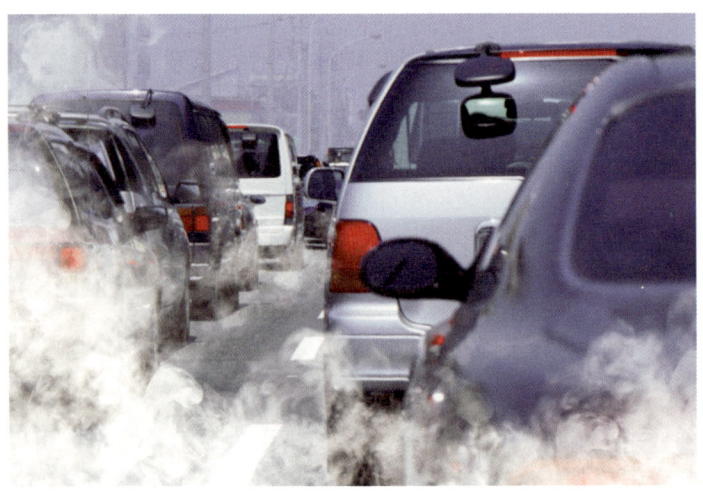

만성 염증은 제1장에서 설명한 것과 동일한 생활 방식 선택에 의해 발생합니다.

- 가공식품 및 불량식품 섭취
- 과식
- 흡연
- 오염된 대기 속에서 호흡
- 도시 수돗물 음용
- 유독성 개인 위생 용품 사용(샴푸, 비누, 치약, 화장품, 탈취제 등)
- 유독성 세척제
- 석유화학제품 및 가스 흄
- 살충제 및 제초제
- 유독성 환경(가스 배출 카펫, 가구 및 침구)에서 생활 및 작업

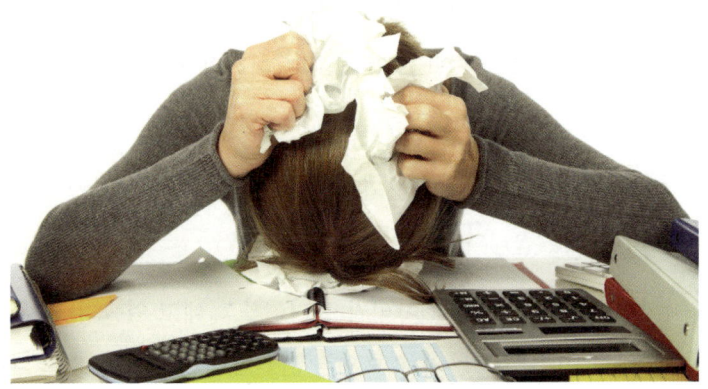

만약 당신이 비만이나 당뇨병, 심장병, 알츠하이머병, 골다공증, 우울증, 암 등을 앓고 있다면, 만성 염증에 의해 유발되는 질병을 가지고 있는 것입니다. 아직 이런 질병이 없으시다면 운이 좋으시다고 생각하고 적극적으로 대처하셔서 그런 염증을 예방하거나 최소한으로 줄이시기 바랍니다.

만성 염증은 당신이 여러 질병에 걸릴 위험을 높입니다. 우리 모두 만성 염증 문제에 대해 관심을 가져야 합니다.

### 염증에서 만성 스트레스의 역할

장기간 해소되지 않은 스트레스는 만성 염증의 또 다른 중요한 원인으로 작용합니다. 요즘 스트레스를 매일, 어쩌면 한 시간 단위로도 경험하지 않는 사람이 어디 있겠습니까? 가끔 우리는 스트레스를 느끼지 못하지만, 실제로 우리는 아이들을 학교에 데려다주거나, 작업 기한을 맞추거나, 교통 체증 같은 것들 때문에 스트레스를 받고 있습니다. 이러한 스트레스 요인들은 만성 염증을 유발할 수 있습니다. 인간의 신체는 우리에게 초인적인 힘을 주는 일련의 생물학적 사건들로 위협에 대응하도록 설계되었습니다.

**상상해 보세요 :** 당신의 아이가 길거리를 헤매고 있습니다. 아이에 대한 걱정으로 당신은 몸에서 아드레날린이 솟구치는 것

을 느낄 것입니다. 당신은 지금까지 상상했던 것보다 더 빨리 달리게 됩니다. 차 사이를 뛰어다니고, 심장이 두근거리고, 뇌는 엄청나게 당신의 아이에게 집중되고 극도로 예민해집니다. 마침내 당신의 귀한 아이를 무사히 찾았을 때, 당신은 숨을 참으며 달려왔던 사실도 모른 채 안도의 한숨을 크게 내쉬게 됩니다. 당신이 아이를 안전한 곳으로 무사히 데려왔을 때, 마침내 당신은 바닥에 주저앉아 안심하며 지쳤음을 느끼게 될 것입니다.

당신은 자신도 자각하지 못한 채 인류가 태어날 때부터 인간에게 뿌리내린 본능적인 스트레스와 방출 반응을 보여주었습니다. 생물학적으로 심각한 스트레스 상황이 발생하면 부신에서 아드레날린, 코르티솔 및 기타 화학 물질의 홍수를 방출하여 다음 몇 분 안에 생존에 필요하지 않은 모든 신체 시스템을 차단합니다. 소화가 느려지고 상처 치유가 보류되고 간은 에너지를 위해 저장된 포도당을 방출했습니다.

따라서 몇 페이지 전에 논의한 급성 염증과 마찬가지로 교통체증에서 자녀를 구하는 것은 시작, 중간, 끝이 있는 위협입니다. 몇 초, 기껏해야 1분 안에 일어납니다.

우리 조상들은 생명을 위협하는 상황들을 자주 겪었습니다. 이러한 위기의 대부분은 휴식과 안도의 시간으로 끝났습니다.

이제 다시 현재로 시야를 돌려봅시다. 우리는 생명을 위협하는 사건들을 거의 경험하지 않지만 스트레스는 계속 쌓이고, 해소되지 않고 매시간, 매일 쌓입니다. 당신의 아이가 도로 한복판에서 헤매는 위협에 심장이 두근거릴 정도의 스트레스는 아니지만, 당신의 몸은 정확히 같은 방식으로 반응하고 있습니다. 비록 그 위협이 단지 여러분의 자녀의 낮은 시험 성적, 직장에서 겪는 마감일에 대한 스트레스, 혹은 배우자와의 말다툼뿐일지라도 말입니다.

그리고 중요한 것은 우리는 몸과 마음이 절실히 필요로 하는 회복 시간에 그다지 관심을 두거나 노력하지 않습니다. 만성 스트레스는 만성 염증의 어머니입니다.

## 만성 염증이 있으면 어떻게 되는가?

저는 이미 만성 염증이 인체에 미치는 많은 파괴적인 영향 중 하나는 건강한 면역 체계를 손상시키는 것이라고 언급했습니다.

이는 또한 세포의 DNA를 손상시키는 활성산소 분자의 생성을 유발합니다. DNA는 새로운 세포를 만드는 방법에 대한 설계도에 해당됩니다. 설계도가 손상되면 새로운 세포는 결함을 가집니다. 심지어 암세포로 바뀔 수도 있습니다.

면역 체계에 의해 외부 침입자로 인식되는 이러한 염증 유발은 당신을 다양한 질병에 노출시키면서 서서히 단계적 변화과정을 진행시킵니다.

강하고 건강한 면역체계는 독감 바이러스든 심지어 가끔 일어나는 패스트푸드 공격이든 침입자를 쉽게 처리할 수 있습니다. 하지만 평생에 걸쳐, 외부 침입자들의 공격이 누적되면 당신의 면역 체계가 약해집니다.

얼마 후, 이 침입자들은 약점을 찾기 시작하고 점차 중요한 유전자에 돌연변이를 일으키는 방법을 발견합니다. 당신의 약화된 면역 체계는 하나, 둘, 수천 개의 유전자, 심지어 수백만 개의 세포의 손상을 회복할 방법이 없는 방어 기전입니다. 그래서 그들은 계속 증식합니다. 씨앗이 뿌려졌습니다.

많은 것들이 잘못되기 시작합니다.

모든 세포는 수명이 정해져 있고, 이 과정은 세포자멸사(apoptosis)나 프로그램화된 사멸에 의해 매우 효율적으로 조절됩니다. 면역체계가 손상되면 사망신호를 조절하는 유전자에 영향을 미칠 수 있습니다. 사망신호를 받지 못하는 세포들은 정상적인 수명을 훨씬 넘어서도 계속 살아갑니다. 새로운 세포가 계속해서 태어나는 반면 오래된 세포는 죽지 않기 때문에 세포들은 계속 대량으로 쌓여갑니다. 이 오래된 세포 정체는 본질적으로 종양과 암의 형성을 이끕니다. 다시 말하자면, 암은 다른 정상 세포의 비정상적인 성장으로 볼 수 있습니다.

---

*암은 정상 세포가 사멸되지 않고 비정상적으로 성장하고, 불멸의 세포가 되어 계속 쌓이며 형성된 종양입니다.*

---

오래된 세포 정체가 반드시 항상 암의 형성으로 이어지는 것은 아니지만 신체의 다른 부분에서 영향을 미칠 수 있습니다.

예를 들어, 오래된 세포가 췌장에 뿌리를 내리면 췌장샘 세포의 자연 재생을 방해하여 결국 신체의 인슐린 생산 능력을 손상시키고 당뇨병을 유발할 수 있습니다. 뇌에서 염증은 뉴런의 기능을 손상시켜 알츠하이머병을 유발할 수 있습니다.

암세포는 놀라울 정도로 영리합니다. 저는 다음 말이 과학적이지 않다는 것을 잘 알고 있지만, 이 사악한 작은 세포들이 두뇌를 가지고 있는 것 같습니다. 암세포는 우리가 시도하는 거의 모든 유형의 치료를 방해합니다. 암세포는 신체의 다른 부분에서 영양분을 섞고 자신의 성장을 위해 혈액 공급을 돌립니다. 그들은 심지어 스스로를 먹여 살리고 생존하기 위해 새로운 혈관을 성장시킵니다. 이 과정을 혈관신생이라고 합니다.

NF-카파 B는 세포 내부의 염증을 조절하는 가장 중요한 세포 인자 중 하나입니다. 이는 인체 염증반응의 중심입니다. 깊은

한 과학적 설명 없이, NF-카파 B가 염증을 일으키는 단백질이라는 것을 아는 것은 중요한데, 이것은 수백 개의 다른 유전자들이 결국 행동하는 방식과 밀접하게 연관되어 있습니다. 대부분의 건강한 세포에서 NF 카파-B 수준은 매우 엄격하게 제어됩니다. 그러나 때때로 그것은 과민 반응이 되어 거의 알러지 반응처럼 염증 균형을 무너뜨립니다. 결국, NF-카파 B 과잉 활동에 의해 유발된 장기간의 염증 반응은 암을 유발하고 촉진시킬 수 있습니다.

### 만성 염증을 퇴치하는 치명적인 약물

만성 염증 퇴치를 위해 약을 복용하면 안 될까요?

저도 쉽게 대답했으면 좋겠지만 아쉽게도 그렇지 않습니다.

당신은 NSAIDs(비스테로이드성 항염증 약물)에 대해 들어본 적이 있을 것입니다. NSAIDs는 염증, 발열, 통증을 치료하는 약에 대한 과학 용어일 뿐입니다. 여기에는 아스피린, 이부프로펜, 나프록센과 같은 처방전 없이 살 수 있는 일반의약품뿐만 아니라 셀레콕시브(Celebrex), 피록시캄(Feldene), 디클로페낙(Cambia, Cataflam, Voltaren 등), 옥사프로진(Daypro)처럼 처방약도 포함됩니다.

처방약물이든 아니든, 이러한 약물은 염증을 차단하기 위한 사이클로옥시제나 COX 1 및 COX 2-효소 경로 억제제라고 불리는 집단에 속하는 것입니다. 그 모든 것에 대한 복잡한 과학적 설명을 끌어내지는 않겠습니다. 다만 이것들이 방해되거나 차단되어서는 안 되는 시스템이라는 것만 말하겠습니다.

이러한 약물을 복용하는 사람에게는 몇 가지 심각한 건강상의 영향이 있으며, 일부는 단기간의 사용으로 인해 나타나기도 합니다.

- 심장마비 및 뇌졸중 위험 2배 증가
- 심장마비 또는 뇌졸중으로 사망할 위험 2배 증가
- 위장출혈 (때로는 치명적)
- 위궤양
- 신부전
- 간부전
- 부상이나 수술 후 지혈이 안되고 출혈이 지속됨

사실, 미국에서만 매년 NSAID 이부프로펜의 장기간 사용으로 인한 위장 합병증으로 16,500명이 사망합니다. NSAID 복합요법의 사용으로 인하여 사망한 사람 수를 모두 합치면 그 수는 30,000명으로 늘어납니다.

의사가 일반적으로 이러한 약물을 처방하고 당신은 약국에서 이들을 쉽게 찾을 수 있지만 만성 염증을 완화하기 위해 이러한 약물을 매일 복용하는 것은 안전하지 않습니다. 이런 문제를 피하고 가능한 사용을 자제하고 싶다면 담당 의사와 상의하시길 바랍니다.

## 당신이 알아야 할 것들

- 만성염증은 증상이 없는 침묵의 살인자입니다.

- 생활 방식의 선택, 특히 식생활 선택과 비만, 방치되는 스트레스는 만성 염증을 유발합니다.

- 만성 염증을 일으키는 주요 요인은 스트레스 입니다.

- 이런 종류의 염증은 암, 당뇨병, 알츠하이머 병 그리고 노화의 많은 흔한 질병의 원인이 됩니다.

- 만성 염증은 면역체계를 교란시켜, 통제되지 않는 세포 재생과 암을 가능하게 하는 세포 손상을 초래합니다.

- 소염제는 오히려 문제를 악화시킬 수 있습니다.

- NSAID의 장기 사용은 만성 염증을 줄이기 위한 해결책이 아니기 때문에 피해야 합니다.

# Chapter. 3

# 커큐민
# - 근본으로 돌아가기

    커큐민은 연구된 모든 단일 질병에 대해 긍정적인 효과를 보였습니다.

    소염, 항산화, 항균 및 항암 특성은 식물계에서 유일합니다.

    이런 특성이 커큐민을 거의 모든 유형의 암과 많은 만성 질환을 정복하는 데 이상적인 식물 의약품으로 만드는 이유입니다.

    분명히, 아무도 암에 걸리기를 원하지 않습니다. 의심할 여지없이 건강한 식단과 생활 방식을 통해 암을 예방하는 것이 현재 시장에 나와 있는 항암제의 비효과와 독성이 있다는 점에서 특히 더 바람직합니다.

커큐민은 훌륭한 예방 약물이며 현재 암을 예방하고 치료하는 데 가장 강력한 도구 중 하나입니다. 실제로, 8,000개 이상의 출판되고 동료 검토된 연구논문에 의해 검증되었습니다.

그렇다면 커큐민은 무엇일까요? 카레를 좋아한다면 카레 특유의 풍미를 내는 선명한 주황색 향신료인 강황에 대해 잘 알고 있을 것입니다. 강황 안에는 커큐민이라는 화합물이 들어 있으며, 아마도 인류에게 알려진 가장 강력한 식물 약품일 것입니다.

그러나 강황은 향신료로서 건강에 좋지만 커큐민 함량이 매우 낮습니다. 평생 동안 매일 식단의 일부로 강황이 함유된 식사를 하루에 세 번 섭취하는 문화에서 태어나지 않은 한, 맛있는 강황 향신료가 포함된 식사를 가끔 섭취하게 될 것이며, 이러한 경우에는 진정한 건강이나 의학적 이점을 얻지 못할 것입니다.

강황의 커큐민 함량은 강황의 종과 세계 여러 지역에서 재배되는 기후와 토양에 따라 2~5%에 불과합니다.

강황이 커큐민의 건강상의 이점을 얻는 가장 자연스러운 방법일 수 있지만, 이러한 접근법은 평생 동안 매일 충분한 강황을 섭취할 수 없는 사람들에게는 실용적이지 않습니다.

그렇기 때문에 강황은 암이나 우리가 이야기하는 다른 질병의 예방이나 치료에 커큐민만큼 효과적이지 않을 것입니다.

커큐민은 강황보다 몇 배나 강력합니다. 강황은 향신료이고 커큐민은 약물입니다.

---

*강황은 몸에 좋은 향신료입니다.*
*커큐민은 강황에 함유된 천연 약품입니다.*

---

인도에서 수천 년 동안 사용된 이 보잘것없는 약초는 많은 양을 먹어도 심각한 부작용과 독성이 없다고 알려져 있습니다.

강황은 6,000년 이상 인도 힌두 문화의 종교적 전통과 관습의 필수적인 부분이었습니다. 인도에 있는 저의 동포들은 그들이 가장 좋아하는 카레 요리에서 매일 많은 양의 강황을 섭취합니다.

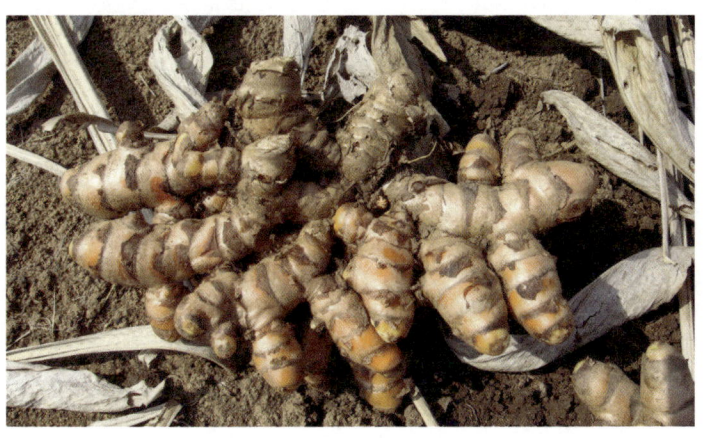

인도의 암 발병률은 매우 낮습니다. 아마도 사람들이 평생 하루에 여러 번 일상 식단의 일부로 먹는 강황 및 기타 약초와 향신료의 보편적인 소비 때문일 것입니다. 2010년 인도에서는 12억 인구 중 100만 건 미만의 암 사례가 보고되었습니다.

이는 암이 인도에서 12,000명 중 1명꼴로 발생하는 희귀병임을 의미합니다. 이를 충격적으로 높은 미국 암 발병률과 비교해 보십시오. 미국 남성의 평생 암 발병률은 50%, 여성의 경우 33%입니다. 간단히 말해서 미국의 암 발병률은 인도의 30배입니다.

전통적인 인도 식단은 확실히 인도에서 옳은 일을 하고 있지만, 부분적으로는 서구화된 식단의 인기가 높아졌기 때문에 암 발병률이 앞으로 몇 년 동안 증가할 것으로 예상된다는 점에 주목할 수 있습니다.

전통적인 인도 식단이 암과 다른 무서운 질병에 대한 보호를 제공했다는 데 의심의 여지가 없습니다. 저의 동포들이 계속해서 전통적인 식단을 먹는다면 그들의 암 예방 효과가 그대로 유지될 것이라고 확신할 수 있습니다.

우리는 만성 염증의 파괴적인 영향에 대해 이야기했습니다. 저는 여기에 커큐민이 과학에 알려진 가장 강력한 항염증성 식물 물질 중 하나라고 덧붙일 것입니다.

### 커큐민 : 항염증 발전소

1. COX-2 및 NF-카파 B 염증 경로를 억제하여 만성 염증을 예방합니다.

2. "염증의 어머니"라고 불리는 호르몬인 아라키돈산(arachidonic acid)의 성장을 촉진하는 활성 산소 분자를 제거합니다.

3. 세포 사이에서 분자 전달자 역할을 하는 단백질인 사이토카인의 체내 생성을 조절합니다. 전염증성 사이토카인(pro-inflammatory cytokines)이 너무 많으면 만성 염증이 궁극적으로 초래됩니다.

4. 염증을 증가시키는 단백질 키나아제(protien kinase)와 같은 특정 효소의 생성을 늦추거나 중단시킵니다.

이 같은 모든 과학에 대하여 약간 혼란스럽더라도 걱정하지 마십시오. 커큐민이 노화 과정과 암, 기타 질병과 관련된 만성 염증을 멈추기 위해 확실히 다르지만 강력한 방식으로 작용한다는 것을 아는 것이 중요합니다. 이는 암이 발판을 얻을 수 없다는 것을 의미합니다. 만성 염증이 없으면 결국 암세포로 변할 수 있는 손상된 세포의 왜곡된 재생산이 없습니다.

## 항산화 펀치

커큐민은 또한 과학계에 알려진 가장 강력한 항산화제 중 하나로서 커큐민의 항산화력은 자체적으로 상당한 항산화 기능을 가지고 있는 블루베리와 다크 초콜릿보다 수백 배 더 강력합니다.

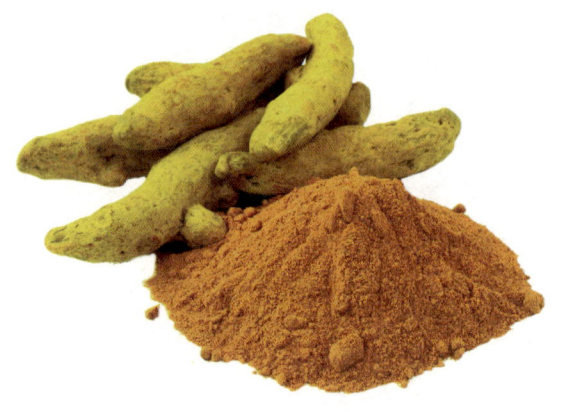

커큐민은 말 그대로 세포의 산화성 "녹"을 제거하여 심각한 질병을 예방하고 이미 가지고 있을 수 있는 질병을 반전시킵니다. 커큐민은 세포의 변질을 막고 세포의 유전 암호를 보다 젊은 수준으로 회복시켜, 여러분이 어렸을 때 그랬던 것처럼 그

세포들이 더 많이 번식하도록 함으로써 암과 노화와 관련된 다른 많은 질병들을 예방하는 데 도움을 줍니다.

식품의 항산화력을 평가하는 ORAC(Oxygen Radical Absorbance Capacity) 척도에서 커큐민의 더 높은 흡수성 제제인 BCM-95™는 1g에 15,000 이상을 함유하는 것으로 나타났는데, 항산화제가 풍부한 블루베리는 그램당 ORAC 등급이 600에 불과합니다.

BCM-95™ 형태의 커큐민은 세계에서 임상적으로 가장 많이 연구된 고흡수성 커큐민 유형 중 하나입니다. 물론 블루베리를 먹지 말아야 한다는 의미는 아닙니다. 블루베리류도 인체 건강에 좋은 다양한 영양소를 함유하고 있습니다. 다만 이를 통해 알 수 있는 것은 고품질 커큐민 캡슐 1개가 같은 양의 블루베리보다 항산화제를 25배 이상 제공한다는 것입니다.

## 암에 대한 커큐민의 전면적 공격

다음 장에서 우리는 암세포가 생성되고, 생존하고, 번성하는 다양한 방법에 대해 알아보겠습니다.

### 다음 주제에 대해 이야기하겠습니다 :

**후성유전학 : 유전학, 즉 유전자의 행동을 제어하는 과정.**
식이 및 생활 방식 선택과 독소에 대한 노출은 유전자가 작동

하는 방식을 변경할 수 있습니다. 예를 들어, 일부 보호 유전자를 잠자는 상태로 만들고 파괴 유전자를 깨울 수 있습니다. 이런 일이 발생하면 질병에 걸릴 수 있습니다.

**세포자멸사 : 세포의 프로그래밍된 수명 주기.**
이러한 세포의 자연 순환은 다양한 원인에 의해 중단될 수 있습니다. 세포가 자연의 의도대로 죽지 않으면 오래되고 유전적으로 결함이 있는 세포들이 종양을 형성합니다.

**혈관신생 :** 암세포는 생존하기 위해 영양분과 산소가 필요하므로 자신의 혈관 네트워크를 만들어 세포의 생존을 도모할 수 있습니다.

**암 줄기 세포 :** 다른 암세포를 지배하는 슈퍼 세포로 때로는 수년간 휴면 상태로 남아 결국에는 암이 재발할 수 있습니다.

**내화학성 :** 암세포는 빠르게 진화하고 화학 요법 치료에 내성이 생기는 능력이 있습니다.

**항암제 강화 및 방사선 강화 :** 암에 대한 기존 화학 요법 및 방사선 요법의 효과를 민감하게 하고 강화하는 특정 물질의 능력.

위 내용들은 암이 인체에서 차지하는 다양한 방식의 가장 단순하게 축약된 설명일 뿐입니다.

보시다시피, 암은 엄청나게 복잡한 질병입니다. 현재 세대의 항암제는 암 세포 내의 단일 유전자 또는 경로를 표적으로 하도록 설계되었습니다. 이러한 단일 표적 약물은 가장 일반적으로 사용되는 기존의 암 치료법입니다. 그것들은 암의 한 가지 작은 측면만을 다루기 때문에 대체로 비효율적입니다.

표적항암제는 암세포가 생존을 위해 사용하는 수백 개의 유전자와 경로로 구성된 복잡한 네트워크의 아주 작은 부분을 표적으로 삼아서 암세포를 공격하지만. 똑똑한 암세포는 이런 약물 경로를 극복하고 다시 성장합니다.

우리가 약물로 대부분의 암을 성공적으로 치료하는 것에 대한 전망은 보이지 않습니다.

게다가, 거의 모든 기존의 암 약물은 터무니없이 비싸고 효과는 경미합니다. 과학자들은 점점 더 암이 여러 방향에서 다루어져야만 정복될 수 있다는 것을 깨닫기 시작했습니다.

이러한 맥락에서 과학자들은 천연 식물 기반 화합물에서 활성 분자(또는 의약품)를 분리하기 위해 많은 노력을 기울여 왔습니다.

승인된 모든 항암제의 거의 75%는 천연 식물 기반 화합물에서 파생되거나 식물의 특정 측면을 모방합니다.

이와 별도로, 미국에서 사용되는 모든 처방약의 약 25%가 식물에서 파생됩니다. 그러나 이러한 약물은 식물을 기반으로 하는 약물일지라도 단일 표적 경로를 다루기 위해 개발되었습니다.

커큐민과 같은 천연 식물 기반 화합물은 하나의 유전자나 경로를 표적으로 할 뿐만 아니라 여러 다른 경로를 동시에 제어할 수 있는 능력이 있습니다. 이러한 다중 표적 치료법은 한 번에 여러 방향에서 암세포를 공격하여 생존 및 번성하는 능력을 감소시킵니다.

커큐민은 수천 건의 과학적 연구에서 검증된 그러한 화합물 중 하나입니다. 비록 다른 식물 의약품들이 테스트를 거쳤고 일부는 일부 다중 표적화 특성을 가지고 있지만 어떤것도 한 번에 많은 암 유전 경로를 처리하는 강력한 커큐민 능력에 비할 바는 아닙니다. 이와 같은 광범위한 접근 방식은 기존의 의학이 지난 수십 년 동안 성공적으로 사용하지 못한 단일 표적, 현대, 설계, 화학요법 약물보다 이 복잡한 질병을 퇴치하는 데 훨씬 더 효과적입니다.

어쨌든 암에 걸렸다면 신뢰할 수 있는 종양 전문의와 긴밀히 협력하여 자신에게 가장 적합한 모든 치료 방법을 결정해야 합니다. 여기에는 환자에게 도움이 되는 것으로 과학적으로 입증된 현대적 방법과 전통적인 방법을 모두 사용하는 것이 포함됩니다.

담당 의사가 커큐민 및 기타 보완, 대체 치료 의약품의 건강상의 이점에 대해 잘 알지 못하는 경우 그 의사와 이를 상의해 보십시오(본 저서의 개요는 13장을 참조하십시오. 본 저서는 인쇄하여 의사에게 보여줄 수 있습니다.)

커큐민의 항암 효과에 대해 개별적으로 발표된 풍부한 과학적 증거와 기존 암 치료와 함께 사용하는 것에 대해 의미 있고 공개적인 토론을 하십시오. 저는 이것이 기존의 의사들이 커큐민을 암과 다양한 질병에 대한 진정한 치료 옵션으로 인식하는 가장 자연스러운 경로라고 생각합니다.

## 당신이 알아야 할 것들

- 커큐민은 연구 대상인 거의 모든 질병에 대해 긍정적인 효과를 보였습니다.

- 커큐민은 과학계에 알려진 가장 강력한 항염증 식물입니다. 커큐민은 또한 항산화 등급이 가장 높은 음식 중 하나입니다.

- 커큐민의 항암 특성은 식물계 고유의 특징으로, 사실상 모든 종류의 암과 많은 만성 질환을 정복하는 데 이상적인 식물성 화합물입니다.

- 커큐민은 여러 방향("다차원 접근")에서 암을 공격하여 기존 암 치료에 현재 사용되는 약물보다 잠재적으로 더 효과적입니다.

- 항상 예방이 치료보다 바람직합니다. 건강한 식단과 생활습관이 암을 예방한다는 것은 과학적으로 입증되었습니다. 커큐민 섭취는 예방적 생활방식의 일부로서 자리매김될 수 있으며 포함되어야 합니다.

- 커큐민 치료는 자체 또는 기존 치료법과 연계하여 암 등 다양한 질병을 가진 환자에게 강력한 선택 사항으로 고려될 수 있습니다

## Chapter. 4

# 후성유전학[6]
# : 잠자는 유전자를 깨우기

가족에게 암이 발병했습니까? 알츠하이머병? 당뇨병? 가족에게 발병하는 질병은 흔하지만 이러한 질병이 유전되는 경우가 드물다는 사실을 알고 놀라실 수도 있습니다.

유전은 부모로부터 자식에게 특질이나 특성이 전달되었음을 의미합니다. 파란 눈, 곱슬머리, 음악적 재능까지 모두 부모로부터 물려받은 유전자 때문입니다. 유전은 고양이가 항상 강아지가 아닌 새끼 고양이를 낳는 이유를 설명합니다.

---

6) 후성유전학(後成遺傳學, epigenetics): DNA에서 변화가 아니라 다른 메커니즘에 의해 일어나는 표현형질이나 유전자 발현의 변화를 뜻한다. 이런 변화는 세포분열 동안에 그대로 유지되며 여러 세대를 걸쳐 계속된다.

모든 암 사례의 5% 미만이 유전적이며, 이는 단지 소수의 암만이 손상된 세포의 특질을 한 세대에서 다음 세대로 전달시킨다는 것을 의미합니다. 이는 당신이 가능하다고 생각했던 것보다 훨씬 더 암 위험을 통제할 수 있다는 것을 의미하기 때문에 좋은 소식입니다.

암의 95% 이상은 비유전적이거나 본질적으로 산발적입니다. 그들은 노화 과정의 일부로 발생합니다. 우리는 이제 대부분의 암이 매일 그리고 평생 동안 하는 식이 및 생활 방식 선택에 크게 영향을 받는다는 것을 인식하고 있습니다.

이러한 요인은 우리 세포에 있는 20,000개 이상의 유전자에 지대한 영향을 미치며 암 성장을 비롯한 다양한 행동을 제어하는 유전자의 발현양상을 결정합니다. 다시 말해서, 온순한 것으로 보일 수 있지만 식이 요법은 암과 기타 무서운 질병의 위험에 큰 영향을 미칩니다. 우리의 식습관은 암으로부터 우리를 보호하는 유전자에도 큰 영향을 미칩니다.

예를 들어, 매 끼니마다 녹차를 마시는 문화에 살고 있습니까? 그 문화는 암으로부터 몸을 보호할 수 있습니다. 모두가 담배를 피우는 환경에 살고 있습니까? 흡연은 암 위험을 증가시킵니다.

## 후성유전학과 당신의 선택

 후성유전학이라는 비교적 새로운 과학 분야에 입문해보십시오. 이 복잡한 과학은 비교적 쉽게 설명할 수 있습니다. 간단히 말해서, 식단과 생활 방식은 유전자가 작동하는 방식에 영향을 미치고 유전자가 잘 작동하는지 여부를 결정합니다. 후성유전학은 다양한 환경에 반응하여 우리 유전자의 지속적으로 변화하는 현상을 설명합니다.

 당신의 어머니가 임신 전과 임신 중에 한 모든 것, 당신이 태어날 때부터 하는 모든 것, 먹고 마시고 환경에서 노출되는 모든 것이 유전자에 영향을 미칩니다.

 나이가 들어감에 따라 식습관, 운동 요법 및 독성 환경 스트레스의 결과로 일부 유전자가 꺼지거나 잠이 드는 것은 자연스러운 일입니다. 통제되지 않은 세포 성장을 조장하는 다른 유전자가 활성화되어 암 성장을 촉진할 수 있습니다.

 올바르게 먹지 않거나 규칙적으로 운동하지 않고 우리 모두가 숨을 쉬어야 하는 공기와 모두가 마셔야 하는 물을 포함하여 모든 곳에서 독소에 노출되면 암 예방 유전자가 직장에서 잠을 자게 될 수 있습니다. 이는 질병이 발판을 마련하도록 합니다.

유전성 암의 작은 위험과 달리 후성유전적으로 조절되고 생활 방식 선택과 직접적으로 관련된 암 관련 유전자는 모든 암의 95% 이상을 차지합니다.

그러나 그렇게 나쁜 소식은 아닙니다. 사실, 좋은 소식입니다. 후성유전적 변화는 되돌릴 수 있습니다. 영구적으로 결함이 있는 유전자를 물려받은 유전성 암과 달리 후성적으로 영향을 받는 유전자는 쉽게 교정될 수 있습니다. 이러한 변화는 보다 현명한 생활 방식을 선택하기 시작하는 순간부터 시작될 수 있습니다.

이것은 놀라운 소식입니다. 암이 우리의 운명이 아니라는 약속을 강조합니다. 우리가 긍정적인 식단과 생활 방식을 선택하려는 한 실제로 우리는 유전자가 어떻게 행동하는지에 대해 상당한 통제력을 가지고 있습니다.

---

*후성적 변화는 되돌릴 수 있습니다.*
*당신이 지금보다 더 현명한 생활 방식을 선택하기 시작하는 순간*
*더 건강한 삶으로 돌아갈 수 있습니다.*

---

우리 세포의 유전 물질 손상은 암을 비롯한 많은 질병의 근본

적 원인입니다. 우리의 게놈을 건강하게 유지하는 것은 확실히 모든 사람의 최선의 이익이며 모든 사람이 닿을 수 있는 범위 내에 있습니다.

올바른 생활 방식을 선택하는 것은 유전자 활동과 암 위험에 지대한 영향을 미칩니다. 올바르게 먹고 커큐민과 같은 천연 식이 식물과 허브를 규칙적으로 섭취하는 것은 암을 예방하는 매우 효과적인 전략이 될 수 있습니다.

우리는 각 부모로부터 유전적 특성의 조합인 유전자 세트를 물려받습니다. 당신이 일란성 쌍둥이가 아닌 한 당신과 똑같은 사람은 없을 것입니다. 다음 페이지에서 보게 되겠지만, 이것은 무작위 행운보다 훨씬 더 많은 통제권을 가진 거대한 복권입니다.

## 일란성 쌍둥이는 후성유전학의 과학을 증명한다.

저는 일란성 쌍둥이에 대한 연구가 새롭게 부상하는 후성 유전학의 타당성에 대한 가장 큰 논거라고 생각합니다.

일란성 쌍둥이는 유전적으로 동일하다는 데 모두 동의할 수 있습니다. 그렇지 않나요? 그들의 DNA는 동일합니다.

그러나 일란성 쌍둥이를 알고 있는 사람이라면 누구나 성장하고 나이가 들어감에 따라 다르게 보이기 시작한다는 것을 압니다. 그들의 신체 외형은 조금 다를 수 있습니다.

시간이 지나면서 그들은 다른 생활 방식과 습관을 들이기 시작합니다. 그리고 시간이 지남에 따라 한 사람은 암이나 다른 만성 질환에 걸릴 수 있지만 다른 한 사람은 그렇지 않을 수 있습니다.

왜일까요?

이는 후성 유전학에 대한 가장 간단한 설명입니다. 식이 및 생활 방식 선택과 독소에 대한 노출은 일부 보호 유전자를 잠자기 상태로 만들고 파괴적인 유전자가 깨어나거나 과도한 발현을 일으킬 수 있습니다.

이런 일이 발생하면 질병이 걸릴 수 있습니다. 이것이 일란성 쌍둥이 중 한 명이 암이나 당뇨병에 걸리고 다른 한 명이 건강한 상태를 유지하는 이유입니다.

간단히 말해서 후성유전학의 발견은 단순히 가족이 암에 걸렸다는 이유로 "암은 내 운명이다", "암은 예방할 수 없다"는 생각을 버리는 데 도움이 됩니다.

후성 유전학은 대부분의 암의 유전 또는 유전적 형태는 극히 드물며 대부분의 암은 일상적인 식단의 간단한 변화를 통해 현실적으로 예방하거나 관리할 수 있다는 것을 이해하는 데 도움이 됩니다.

> *암은 당신의 운명이 아닙니다.*
> *현명한 식습관과 생활습관으로 암을 예방할 수 있습니다.*

이를 보는 또 다른 방법이 있습니다. 유전학과 후성유전학은 컴퓨터 시스템에 비유할 수 있습니다. 유전학은 하드웨어이고 후성 유전학은 소프트웨어입니다.

컴퓨터 하드웨어(유전자 구조)는 변하지 않지만 소프트웨어(유전자가 행동하거나 잘못 행동하는 능력)는 컴퓨터 성능을 향상시키기 위해 지속적으로 개선될 수 있습니다.

유전적인 "코드"가 당신에게 잘못된 정보를 제공하여 오작동을 일으킬 수도 있지만, 유전자 소프트웨어를 다시 작성하여 손상된 코드를 고칠 수도 있습니다.

### 저의 가족력

저의 가족력은 후성 유전학의 훌륭한 예입니다. 당뇨병 합병증으로 아버지, 할아버지, 할머니를 잃었습니다. 저의 대가족의 약 80%가 제2형 당뇨병을 앓고 있다고 쉽게 말씀드릴 수 있습니다. 제가 고향에 방문할 때마다 친척들은 "당뇨병은 집안 내력이기 때문에 조심해라" 하고 제게 경고합니다.

우리 가족이 당뇨병에 걸릴 특별한 위험이 있다는 데는 의심의 여지가 없습니다. 반드시 유전적 성향 때문이 아니라 당뇨병 억제 유전자가 오작동을 일으키는 가족적 또는 문화적 식습관 때문입니다.

저는 인도 혈통이라는 사실을 자랑스럽게 생각하지만 인도 식단에 건강에 해로운 백미와 튀긴 음식이 많다는 점을 생각하면 매우 마음이 무거워집니다. 극도로 뚱뚱한 인도인은 거의 보지 못하지만, 마른 체형에 복부비만을 가진 인도인들을 많이 봅니다. 우리의 골격 구조는 다른 아시아인처럼 날씬해야 하지만 우리 중 일부는 제2형 당뇨병에 취약하게 만드는 엄청난 양의 음식을 섭취함으로써 어떻게든 복부비만을 갖게 됩니다.

저는 먹는 음식에 신경을 많이 쓰고 제가 인도를 방문할 때는 야채를 주로 먹고 밥은 조금 먹습니다. 네, 저는 당뇨병에 걸릴 위험이 있다는 것을 알고 있으며 인슐린 생성 메커니즘이 제대로 작동하여 유전자가 잠들지 않도록 최선을 다하고 있습니다. 저는 가족 당뇨병 문제의 희생자가 될 생각이 없습니다. 저는 식생활에 매우 주의합니다. 당뇨병을 예방하기 위해 가능한 모든 조치를 취했음을 알고 있습니다. 저는 이를 통제했습니다. 제가 백만 가지 다른 이유로 죽을 수도 있지만, 항당뇨병 유전자를 깨어 있게 하기로 선택했기 때문에 당뇨병이나 그 합병증으로 죽을 가능성은 높지 않습니다.

## 유전자 친화적 식단 선택

유전자가 나쁘게 행동하게 만드는 것은 문화 유산만이 아닙니다. 전 세계의 식이 패턴은 암의 근본 원인입니다. 표준 미국 식단(SAD)은 서구 세계의 높은 암 발생률 및 암 사망률을 고려할 때 아마도 가장 음험한 선택일 것입니다. 가공식품, 공장식 농장에서 키운 육류 및 유제품은 많이 섭취하고 과일과 채소는 적게 섭취하는 SAD는 수억 명의 사람들을 암과 기타 만성 질환에 불필요할 정도로 취약하게 만듭니다. SAD는 항암 유전자에게 잠을 자도 괜찮다는 것을 크고 분명하게 알려주고 암을 일으키는 유전자를 깨우게 됩니다.

그렇다면 후성 유전학은 당뇨병과 같이 우리 가족에게 널리 퍼져 있는 다른 질병과 관련하여 어떻게 작용합니까? 췌장에는 인슐린 생산 세포가 있습니다. 인슐린은 우리의 식단에서 포도당의 균형을 유지하며, 과일, 채소 및 곡물을 통해 섭취할 수 있습니다. 아마도 실제로 우리 식단의 포도당은 설탕, 과자, 정제된 곡물 및 가공 식품에서 더 자주 나옵니다.

대부분의 당뇨병 환자와 같이 세포에 인슐린을 생산하도록 지시하는 유전자가 잠자기 상태가 된다면, 췌장은 충분한 인슐린을 생산하지 못하고 혈당은 중화되지 않아 당뇨병과 심장병에서 신부전, 절단 및 실명에 이르는 광범위한 건강 문제를 일으킵니다.

이러한 유전자를 깨어 있게 하고 췌장 세포에 인슐린을 생산하도록 지시함으로써 우리는 당뇨병을 예방할 수 있습니다. 일단 식이 요법과 생활 방식을 바꾸면 상황을 반전시켜 이러한 유전자를 깨우고 그들이 해야 할 일을 하도록 할 수 있습니다. 이미 당뇨병 진단을 받은 사람이라도 이러한 결함 유전자를 다시 각성시켜 당뇨병으로 인한 변성을 최소화할 수 있습니다. 어떤 만성 질환을 고려하고 있든 올바른 식단 선택은 질병 위험을 최소화할 수 있으며 이미 질병이 있는 경우에는 심지어 역전될 수도 있습니다.

너무 쉬운 해결책인데 왜 더 많은 사람들이 더 건강하고 날씬한 식단을 위해 최대한 빨리 달리지 않는지 이해하기 어렵습니다.

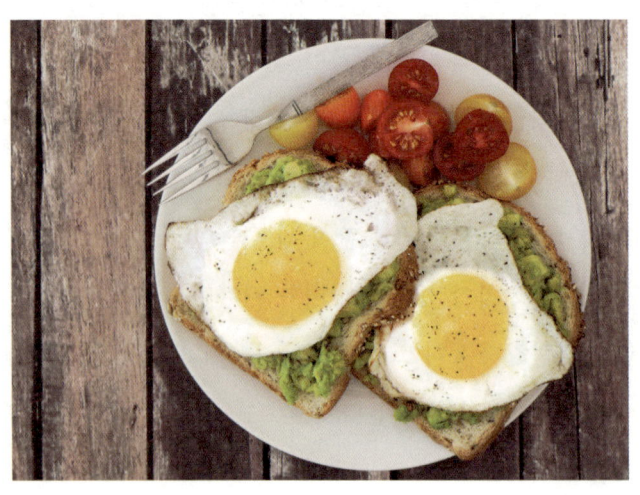

후성유전학은 근본적으로 유동적인 과정입니다. 우리가 올바른 선택을 하는 즉시 우리의 건강에 관한 모든 것이 바뀔 수 있으며, 결함이 있는 유전자가 다시 깨어나 우리가 더 건강했을 때와 같이 행동할 수 있습니다.

컴퓨터 비유를 계속하자면 컴퓨터의 항바이러스 소프트웨어와 같이 암을 유발하는 잘못된 세포 성장을 제어하는 역할을 하는 종양 억제 유전자가 있습니다. 우리는 또한 통제 불능의 세포 성장을 조장하는 종양 촉진 유전자를 가지고 있습니다. 완벽한 건강은 이 모든 시스템이 완벽하게 균형을 이룰 때 발생합니다.

우리는 세포가 일정에 따라 태어나고, 성장하고, 사멸하도록 프로그래밍되어 있다는 것을 이미 알고 있습니다. 이러한 수명 주기를 방해하는 모든 것은 잠재적으로 잘못된 세포 성장과 암을 유발할 수 있습니다.

## 기타 요인

식이요법만이 유전자를 잠에 빠지게 할 수 있는 것은 아닙니다. 예를 들어, 유독성 환경에 대한 노출은 확실히 심각한 문제입니다.

점점 더 유독해지는 세상에서 다양한 화학 물질은 중요한 유전자를 잠자기 상태로 만들 위험을 증가시켜 암과 기타 무서운 질병의 발병 가능성을 높입니다.

공기 및 물에서 이러한 독소의 일부를 피하는 것은 거의 불가능하지만, 다음과 같은 독소의 노출을 최소화하기 위해 독소의 일부를 제어할 수 있습니다.

- 플라스틱 컵, 접시 또는 식기로 마시거나 섭취하거나 남은 음식을 플라스틱에 보관하지 마십시오.

- 마당과 정원에서 살충제 및 제초제 사용을 최소화하거나 하지 않습니다.

- 농약 노출을 최소화하기 위해 유기농 식품을 최대한 섭취하고, 농사 공정에서 GMO를 최소화 합니다.

- 천연 방충제와 자외선 차단제를 사용합니다.

- 세탁이 가능한 옷을 구매하고, 독성 화학물질의 원천인 드라이클리닝을 피합니다.

- 만약 당신이 1980년 이전에 지어진 집을 소유하고 있다면 석면 검사를 받아야 합니다.

- 만약 당신이 수영장이나 온수조를 보유하고 있다면 오존계 여과장치나 소금물 등의 자연정화장치를 사용하여 독성 염소나 브롬에 노출되지 않도록 주의해야 합니다.

- 유해한 가정용 세정제와 알려진 발암물질이 함유된 개인 위생용품을 폐기합니다.

이러한 제안은 빙산의 일각에 불과합니다. 나는 이 주제에 관한 한 권의 책을 쓸 수 있습니다. 하지만 나는 그렇게 하지 않을 것입니다. 유독한 세상에서 생존하고 번성하는 자연적인 방법에 대한 훌륭한 책들이 많이 있기 때문입니다.

운동은 후성 유전학의 마지막 요소입니다. 가볍게 생각하지 마세요! 규칙적인 운동은 유전자가 암을 예방하는 기능을 하고 그 기능을 유지한다는 것을 증명하는 여러 연구결과가 있습니다.

## 마이크로RNA – 새로운 개척지

후성유전학 및 암 분야에서 가장 흥미롭고 새로운 발견 중 하나는 마이크로RNA라고 하는 작은 유전자의 식별입니다. 당신은 고등학교 생물학 수업에서 RNA가 유전 정보를 전달한다는 것을 기억하실 겁니다.

제가 miRNA라고 부르는 MicroRNA는 극도로 강력한 정보를 아주 작게 전달하는 분자의 작은 융합입니다.

저는 miRNA를 유전자 군대의 고위 장교라고 생각합니다. 유전자는 그 보병 군대에서 단순한 사병입니다.

우리는 단지 miRNA가 모든 유전자에게 무엇을 해야 하는지 지시하는 보스, 적어도 유전 군대의 대령이라는 것을 발견했을 뿐입니다. "보병"은 의심 없이 복종합니다.

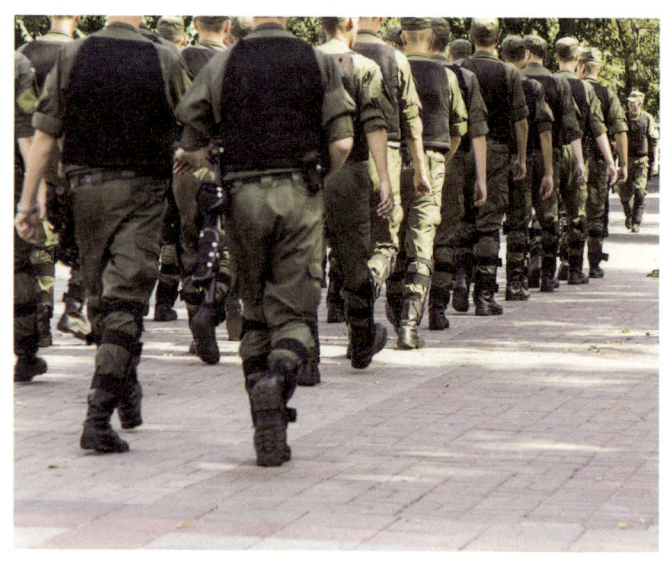

이러한 발견은 miRNA와 직접 대화하는 화합물이 유전적 "명령계통"을 타고 내려오는 내내 깊은 영향을 미친다는 것을 의미합니다. 하나의 miRNA 분자는 수백, 수천 개의 유전자를 통제할 수 있습니다. 그것은 암 유발에 대한 몸의 반응을 지배할 수 있는 완벽한 유전자 기능을 유지하는데 훨씬 더 효율적이고 잠재적으로 훨씬 더 효과적입니다.

이렇게 생각해 보십시오. 한 대령이 나팔을 불고 500개 또는 1,000개의 유전자를 한꺼번에 모두 깨울 수 있다면 각 병사를 개별적으로 깨우려고 하는 것보다 낫지 않을까요?

제약회사들은 현재 miRNA를 표적으로 하는 약물, 우두머리들과 부하들을 동시에 공격할 수 있는 설계 약물을 개발하기 위해 노력하고 있습니다.

이처럼 설계된 약물은 우리가 커큐민에서 찾을 수 있는 상호 보완적 치유 화합물에 대한 접근 노력이 부족합니다.

커큐민은 여기에서 대령 역할을 담당합니다. 이 강력한 천연약은 한 번에 많은 수의 유전자를 공격할 수 있습니다. 우리 연구팀의 성과는 아마도 커큐민을 포함한 천연물이 miRNA의 활동에 영향을 미치는 메커니즘에 대해 조사하는 최초의 연구 중 하나일 것입니다.

miRNA의 장점 중 하나는 수백 개의 유전자를 표적으로 삼는 것이 무작위 과정이 아니라는 것입니다. 나중에 논의하겠지만 암 과정, 세포자멸사 및 혈관신생을 활성화하거나 비활성화하는 매우 특정한 유전자가 있습니다. 유방암, 전립선암, 결장암 등 모든 유형의 암에 대한 고유 miRNA가 있습니다. 예를 들어 유방암의 대령과 설득력 있는 대화를 나누고 제대로 작동하여 나머지는 그대로 둘 수 있다면 어떨까요? 그것이 바로 커큐민이 하는 일입니다. 이것은 과학적으로 아름답습니다. 기이하고 경외심을 불러일으키는 일입니다.

앞으로 10년 뒤에는 전군을 지휘하는 슈퍼 RNA 장군을 찾을 수 있겠지만, 현재로서는 대령님과 함께 일하게 되어 기쁩니다.

## 새로운 암 치료제와 그것들이 해결한 것보다 더 많은 문제를 일으키는 이유

제약업계는 후성유전학을 기반으로 한 신약 개발에 매진하고 있습니다. 하지만 그들이 이해하지 못하고 있는 몇 가지 근본적인 이유 때문에 신약 개발을 잘 하고 있는 것처럼 보이지 않습니다.

**문제는 다음과 같습니다 :** 새로운 약물은 산탄총 접근 방식을 취하고 특정 유전자를 완전히 켜거나 끕니다. 우리가 태어날 때 우리를 보호하기 위해 꺼지는 유전자가 있습니다. 종양이 자라도록 지시하는 유전자는 꺼져 있어야 합니다.

우리는 종양촉진유전자가 잠들어 있기를 원합니다. 그러나 이러한 "산탄총" 약물은 모두를 깨우므로 신체의 한 부분에서는 암의 성장이 느려지고 신체의 다른 부분에서는 의도하지 않게 빨라질 수 있습니다.

이러한 산탄총 접근 방식이 과활성 유전자를 완전히 차단하면 이 약물에 의해 차단된 유전자의 기능 상실을 보상하므로 다른 유전자와 경로가 엉망이 될 것입니다. 집에 오래된 배관 시스템이 있고 파이프 중 하나만 교체하면 문제가 해결되지 않는 것과 같습니다. 새 파이프는 잘 작동할 수 있지만 오래된 결함 시스템으로 인해 집에 있는 다른 부품에서 다시 누수가 발생합니다. 의약품은 식물에서 자연적으로 발견되는 화합물 중 하나 또는 두 개를 분리하여 만듭니다.

신약들은 좁은 목표를 염두에 두고 개발된 약물입니다. 이런 약물은 경로에 있는 모든 박테리아를 죽이고 좋은 것과 나쁜 것을 제거하는 항생제와 마찬가지로 활성을 제어할 수 있는 방법이 없습니다.

식물, 특히 커큐민에는 암과 싸우는 유전자를 깨우고 암을 유발하는 유전자를 잠든 상태로 유지하는 지혜가 내장되어 있습니다. 커큐민은 악당에게는 알리지 않고, 깨어 있어야 하는 유전자만을 선택적으로 깨우는 천연 식물 화합물 중 하나로 자연스러운 균형을 되찾아줍니다.

## 증거

후성 유전학에 대한 연구는 새롭고 흥미진진합니다. 이 글을 쓰는 시점 국립 의학 도서관 데이터베이스에서 "후성 유전학"이라는 용어를 검색하면 11,514개의 결과가 검색되고 "후성 유전학 및 암"은 4,375개의 연구 결과를 찾을 수 있으며 대부분은 지난 15년 동안 시행된 연구들입니다.

해당 연구에서 얻은 가장 중요한 정보는 다음과 같습니다.

- 유전된 유전자 돌연변이가 암의 원인이 되는 경우는 거의 없습니다. 하지만, 유전자의 후성 유전적 변화는 거의 모든 암 종양에서 발견됩니다.
- 암은 올바른 식이요법 등 생활습관을 통해 예방할 수 있는 질병입니다.
- 후성 유전학적 변화는 되돌릴 수 있습니다.
- 채식을 중심으로 구성된 식이요법은 후성유전학적 측면에서 좋은 암 예방법으로서 암을 일으키는 유전자에 제동을 걸면서 암을 예방하는 유전자를 깨울 수 있습니다.
- 암을 예방하는 특정 유전자들은 때때로 잠을 자러 가고, 정상적으로 잠들어 있는 다른 유전자가 깨어나서 암을 유발할 수 있습니다.

수많은 과일, 채소 및 허브가 후성 유전적 균형을 만드는 데 도움이 되는 것으로 입증되었습니다.

## 커큐민과 후성유전학

유기농 과일, 야채 및 허브를 풍부하게 섭취하는 것은 암을 예방하고 현 상태를 역전시키기 위한 현명한 계획의 일부입니다. 그러나 커큐민은 이런 모든 것을 능가합니다. 커큐민의 후성 유전적 역량을 암뿐만 아니라 이 장에서 언급한 다른 질병을 극복할 수 있는 보험적 수단으로 간주하면 됩니다. 제 연구는 암 예방과 여러 유형의 기존 암 치료를 위한 커큐민의 몇 가지 흥미로운 작용을 밝혀냈습니다.

- 커큐민은 강력한 항산화제로서 세포가 자신의 정확한 복제물을 계속 재생하도록 만들면서 암과 기타 퇴행성 질환으로 이어질 수 있는 세포 손상 및 돌연변이가 나타나지 않도록 방지합니다.
- 커큐민은 세포가 통제불능으로 생식해 암종양을 형성하지 않고 세포가 자연사할 시기를 알려주는 유전자 저승사자로서 세포들의 자연 사멸을 유도합니다.
- 종양 억제 유전자를 켜고 종양 촉진 유전자를 끕니다.

## 마지막으로

대부분의 암은 예방할 수 있습니다. 분명히, 예방은 치료보다 가치가 있습니다. 암 예방은 기존 질병을 치료하는 것보다 바람직합니다. 커큐민이 예방과 치료에 모두 효과가 있다는 과학적 증거가 충분합니다.

매일 하루가 새로운 날입니다. 당신의 생활 방식이 최적이 아니었다면 오늘 바꿀 수 있습니다. 결과적으로 모든 유형의 암에 대한 위험을 극적으로 최소화하고 암 진단을 받은 경우 훨씬 더 긍정적인 예후가 제시될 것입니다.

## 당신이 알아야 할 것들

- 나쁜 유전자에 의한 암 발생은 극소수에 불과합니다.

- 대부분은 생활 방식의 선택에 의해 발생하며 때로는 가족이나 문화로부터 물려받습니다. 후성유전학은 우리가 우리의 유전자와 이들의 암 퇴치 능력을 통제할 수 있다는 것을 의미합니다.

- 식이요법은 암을 예방하는 유전자를 켜고 암을 유발하는 유전자를 끄는 주요 요소입니다.

- 유독성 물질에 대한 노출을 최소화하고 규칙적인 운동 프로그램에 전념하는 것도 암을 예방하는 유전자의 기능을 유지하는 데 도움이 될 것입니다.

- 커큐민은 과학에 알려진 가장 강력한 후성유전학적 화합물을 함유하고 있습니다. 잠자는 암 예방 유전자를 활성화하고 암 촉진 유전자를 끄는 데 도움이 됩니다.

- 암, 당뇨병, 알츠하이머병을 포함한 모든 만성 질환은 후성유전학적인 요소를 가지고 있으며 생활습관을 변화시켜 역전시킬 수 있습니다. 이러한 유전자의 발현을 바꾸면 이러한 질병들을 예방할 수 있고, 이미 아픈 사람들의 진행을 늦출 수 있습니다. 심지어 어떤 종류의 질병에서는 치료도 가능합니다.

- 요컨대, 제가 암에 걸렸거나 가족 중 누군가가 암에 걸렸다면, 저는 모든 단계에서 절대적으로 커큐민을 사용했을 것입니다. 예방이 항상 최선의 길이기 때문에 저는 지금 커큐민을 사용하고 있으며, 사랑하는 모든 사람들에게 커큐민을 제공합니다.

# Chapter. 5

# 암의 시작, 성장 및 확산 방법

암세포는 또한 평균적인 건강한 세포보다 믿을 수 없을 정도로 영리하며 자신의 생존을 위해 맹렬히 우리와 싸울 것입니다. 암에 대한 이해와 암의 시작, 성장 및 확산 방법을 이해하는 데 중요한 몇 가지 간단한 용어부터 시작하겠습니다. 이 장의 뒷부분에서 더 자세한 내용을 알려 드리겠습니다.

**세포자멸사** : 몸에 있는 수조 개의 세포 중 하나하나의 유한하거나 제한된 수명을 가지고 있습니다. 세포는 태어나고, 수행해야 할 일을 수행하고, 번식하고 죽습니다. 이러한 세포의

성장 주기는 세포자살 또는 프로그램된 세포 사멸이라고 하는 자연적인 과정입니다. 이 자연적인 세포 사멸 과정을 관장하는 유전자가 있습니다. 때때로 유전자는 깊은 잠에 빠지거나 결함이 생겨 제 역할을 하지 않습니다. 그런 다음 세포는 수명이 다한 후에도 계속 생존하고 번식하여 암성 종양을 생성합니다.

암세포에서 세포가 죽도록 지시하는 유전자가 잠을 자게 되어 암세포가 죽음을 피할 수 있습니다. 생산 과정이 진행됨에 따라 점점 더 많은 세포가 쌓여 결국 종양으로 알려진 거대한 세포 덩어리가 됩니다. 백혈병 및 림프종과 같이 고형 덩어리를 형성하지 않는 암도 있지만 이러한 악성 종양 또한 생식 후 죽도록 유전자에 의해 더 이상 지시되지 않는 제어되지 않은 세포의 결과입니다.

**혈관신생 :** 이는 종양이 자체적으로 혈액 공급을 생성하여 영양분과 산소를 공급하여 번성하고 성장할 수 있도록 하는 과정입니다. 생존에 대한 굶주림으로 인해 발생하는 이러한 암은 영양분과 산소를 전달하도록 특별히 설계된 자체 혈관 시스템을 만들어 필요한 것을 얻을 수 있는 방법을 찾습니다. 혈관신생이라고 하는 이 과정은 암세포와 질병의 생존을 보장하는 데 도움이 됩니다.

**전이 :** 마지막으로 암은 위험을 회피하고자 합니다. 이러한 세포는 스스로 영양분을 공급할 수 있을 뿐만 아니라 혈류로 유입되어 인체에 광범위하게 퍼질 수 있습니다. 이 과정을 전이라고 합니다. 이것은 원발 부위로 알려진 암의 기원에서 신체의 다른 부분으로 퍼진 것입니다. 생존을 위한 암의 타고난 사명 중 일부는 암이 번성하는 것입니다.

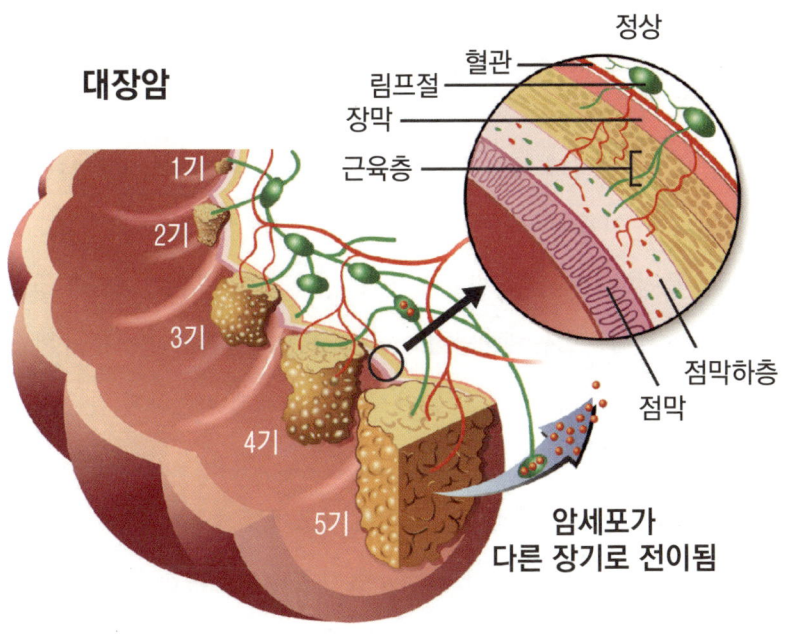

자신이 암에 걸린 적이 있거나 암에 걸린 사람을 사랑하는 사람은 누구나 암이 퍼졌다는 소식을 두려워합니다. 그 자체가 사형 선고는 아니지만 전이는 제 2 또는 제 3 전선에서 전쟁을 치르기 위해 모든 무기를 동원해야 할 필요성을 암시합니다.

이제 이러한 세 가지 주요 용어 각각에 대해 개별적으로 살펴보고 후성 유전학을 어떻게 사용할 수 있는지, 특히 암의 이러한 핵심 요소를 예방하고 심지어 반전시키기 위해 커큐민을 사용할 수 있는 방법을 살펴보겠습니다.

## 세포자멸사 : 사멸을 거부하는 세포들

세포자멸사에 대한 공식적인 설명은 프로그램된 세포 사멸입니다. 인체에 있는 70조 개의 세포 중 몇 개를 주고받거나 모두 특정한 수명을 가지고 있습니다. 각 세포는 부모 세포의 정확한 복제품으로 태어납니다. 세포들은 성숙하고 번식하여 자신과 똑같은 복제품을 만들어 내고 올바르게 작동하면 결국 사멸합니다.

세포가 사멸하면 신체는 오래된 세포에서 세포벽과 RNA(리보핵산-유전 물질)를 분해하는 특정 단백질을 방출하는데, 이 단백질은 수축하여 대식세포라는 신체의 진공 청소기에 신호를 보내 원활하게 제거하여 흔적을 남기지 않습니다.

때때로 일이 잘못 진행됩니다. 세포 내부의 사용 설명서가 손상되고 세포자멸사에 대한 지침이 지워집니다. 살아있는 세포가 너무 많습니다. 사멸하기를 거부하는 오래된 세포는 거의 불멸이 됩니다. 또한 오래된 세포는 유전 프로그래밍이 손상되었을 수 있으므로 번식할 때 자연이 의도한 것과 동일한 복사본을 만들지 못할 수 있습니다. 오래된 세포와 새로 형성된 젊은 세포가 무성하게 번식하고 축적됩니다. 세포가 죽을 때 자연적으로 발생하는 것처럼 시스템 밖으로 유출되는 대신, 이러한 손상되고 과민한 세포는 개별적으로 또는 서로 협력하여 종양을 형성합니다.

암세포는 나름대로 똑똑하다는 것을 기억하십시오. 암세포는 스스로를 불멸로 만들고 신체의 화학적 죽음 신호에 저항하는 방법을 알아냈습니다. 또한 세포자멸사를 피하기 위해 복잡한 유전자 변화를 유발할 수 있습니다.

이러한 암세포 중 일부는 암세포를 죽이려는 기존 의학의 노력에도 저항합니다. 거의 불멸에 가까운 세포를 죽게 하는 약물이 있지만, 항암제의 대부분의 의약품과 마찬가지로, 이들 약물은 암세포만 죽이는 것이 아니라 정상세포도 죽이기 때문에 환자들이 항암치료를 받을 때 겪는 독성과 부작용의 원인 중 하나가 됩니다.

## 커큐민이 어떻게 죽음을 거부하는 암세포를 멈추게 하는가?

후성 유전학에 대한 내용과 커큐민이 잠자는 유전자를 깨우고 암을 촉진하는 유전자를 잠자기 상태로 만드는 방법을 기억하십니까? 글쎄요, 세포가 죽기를 거부하거나 유전적으로 촉발되어 거칠고 통제할 수 없는 번식을 할 때 유전적인 오작동이 발생 할 수도 있습니다. 커큐민은 세포사멸을 유도하는 유전자를 깨워 암 세포의 죽음에 저항하는 세포들을 사멸시키도록 하거나, 격렬하게 파티를 벌이는 세포사멸 억제 유전자에게 자연적인 수면 상태로 돌아가 종양 형성을 멈추도록 지시하는 독특한 방법을 가지고 있습니다.

커큐민은 정상 조직에 해를 끼치지 않고 수명이 다한 세포를 선택적으로 사멸시킵니다. 세포의 자연적인 수명 주기를 재설정하기 위해 결핍된 유전자를 재프로그래밍합니다.

miRNA(많은 수의 세포를 명령할 수 있는 대령을 기억하십니까?)는 큰 그룹의 유전자를 제어하고 시키는 대로 하도록 명령하기 때문에 여기에서 다시 등장합니다. 뇌기능, 폐 기능 또는 백만 가지 신체 요구 사항에 필요한 세포를 죽일 수 있는 심각하고 때로는 생명을 위협하는 부작용이 나타날 수 있는 의약품과 달리, 커큐민의 모든 치유력은 부작용 없이 나타납니다.

커큐민은 이러한 불멸 세포를 제거하는 데 강력하게 작용합니다. 이차적이고 장기적인 과정은 암이 재발하지 않도록 유전자를 재훈련시켜 깨어 있는 상태를 유지하고 올바른 기능을 계속 수행하는 것입니다. 이것이 대부분의 암 환자가 암이 없는 것으로 판정받은 지 몇 년 후에도 커큐민을 무기한 복용해야 하는 이유 중 하나입니다.

> 암이 없더라도 계속 커큐민을 복용하십시오.
> 자연 의학은 암의 재발을 예방할 것입니다.

## 혈관신생 : 치열한 생존주의자

혈관신생(angiogenesis)은 혈관(angio)이라는 뜻과 신생(genes)이라는 뜻의 그리스어에서 기원된 것입니다. 긍정적인 의미에서, 혈관신생은 자궁내 태아가 성장하면서 뼈, 피부, 뇌와 같은 중요한 장기를 지탱하는 순환 체계를 만드는 중요한 부분입니다. 혈관신생은 보통 상처를 치료하거나 손상을 치료하는 것과 같은 좋은 목적을 위해 우리 삶 내내 지속됩니다.

이는 신체에 영양을 공급하기 위한 정상 혈관 성장 및 건강한 혈관 성장과 악성 종양에 영양을 공급하는 파괴적인 모세혈관 네트워크 사이의 섬세한 균형의 일부입니다.

해당 종양은 죽을 시간이라는 메시지를 받지 못한 비정상적인 세포 덩어리로 시작됩니다. 이제 종양들은 생존 전문가가 되었습니다. 생존을 위한 긴급한 탐색에서 종양 세포는 특정 화학 신호 세트를 방출하여 신체가 종양에 영양과 산소를 공급하여 성장하고, 번성하고, 생존할 수 있는 능력을 보장하는 혈관 네트워크를 생성하도록 명령합니다. 이러한 이기적인 암세포는 건강한 세포에서 영양분과 산소를 운반하여 스스로를 먹일 수 있습니다.

종양이 자체 혈관 네트워크를 구축하면 측정할 수 없을 정도로 강해집니다. 더 많은 더 큰 종양에 영양을 공급하기 위해 순환 촉진의 추가 개발을 위한 신호를 쉽게 보낼 수 있습니다. 치료가 훨씬 더 어려워집니다.

우리가 하고자 하는 것은 종양의 "저산소증"을 유도하는 것입니다. 말 그대로 종양의 산소와 영양 공급을 차단하여 종양을 굶주리게 하는 것입니다.

일부 유형의 암 치료는 혈액 공급 없이는 암 종양이 핀헤드 크기 이상으로 성장할 수 없다는 이론에 따라 이러한 비정상적인 혈관을 표적으로 합니다.

최근에 개발된 이러한 치료법에는 종양을 굶어 죽게 하는 혈관신생 억제제라고 하는 비교적 새로운 종류의 약물이 포함됩니다.

그들은 혈액 공급을 요구하는 뛰어난 암세포가 보내는 신호를 차단함으로써 작은 비율의 환자에게 효과가 있습니다.

이 목적을 위해 지정된 소수의 약물은 대부분의 화학요법 약물과 마찬가지로 심각한 부작용이 있으며, 여기에는 고혈압 증가, 뇌졸중 또는 심장마비 위험, 위장 천공(위 또는 장의 파열), 느린 상처 치유, 심각한 출혈 및 선천적 결함이 포함됩니다.

## 커큐민이 혈관신생을 멈추는 기전

에모리 대학(Emory University)의 연구원들은 2007년 연구에서 커큐민이 혈관신생을 멈출 수 있는 "엄청난 잠재력"을 가지고 있다고 결론 내렸습니다. 그들은 커큐민이 새로운 혈관을 형성하라는 악성 세포가 보내는 세포 신호를 방해한다는 것을 발견했습니다.

실험실의 연구에 따르면 커큐민은 흑색종 세포에 혈액이 공급되는 것을 막는 데 특히 효과적이며, 가장 치명적이고 치명적인 피부암 중 하나를 효과적으로 막는다고 보고됩니다.

종양을 먹이기 위해 새로운 혈관망 형성을 촉발하는 혈관내피성장인자(VEGF)를 활성화하지 말라고 유전자에게 알려줍니다.

커큐민은 또한 건강한 세포에서 영양분을 훔치는 종양의 능력을 중단시킵니다.

## 전이 : 외부자의 침입

암전이는 원발 부위에서 다른 부위로 암이 퍼지는 것입니다. 암이 어떻게 시작되며 자리를 잡고 생명을 앗아가는 과정인지 설명해주는 의자의 세 번째 다리에 해당되므로 암전이는 암을 이해하는데 매우 중요한 역할을 담당합니다.

다음은 암 성장에서 어떤 일이 발생하며 세포자멸사 및 혈관신생과 어떻게 연결되는지를 보여줍니다.

이러한 불멸의 세포(자연적인 세포자멸사가 나타나지 않은 결과임)는 다함께 종괴를 이루면서 종양을 형성합니다.

그런 다음 종양은 자신의 음식 공급망(혈관신생)을 개발하고 마지막으로 암이 인체 내에서 생존하기 위해 몸 전체에 암세포가 확산(전이)하는 방법을 찾습니다.

혈관신생의 두 번째 단계는 종양을 둘러싼 혈관이 점차 분지되어 림프계와 연결되는 림프관신생 과정입니다.

(고등학교 생물학에서 림프계는 광범위한 혈관 네트워크이며 인체에서 세균 및 기타 병원체를 지속적으로 제거하는 면역계의 중요한 부분이라는 것을 기억할 수 있습니다.)

암세포는 림프계를 통해 이동할 수 있으며 결국에는 림프절에 도달합니다.

또한 림프계에서 혈관계로 다시 쉽게 이동할 수 있으며 암세포는 자신이 원하는 곳 어디든 갈 수 있습니다. 이는 난소에 생긴 암세포가 멀리 떨어진 폐로 전이되거나 유방에 생긴 암세포가 뼈로 전이될 수 있는 방법을 설명합니다.

### 전이 : 암 확산 방법

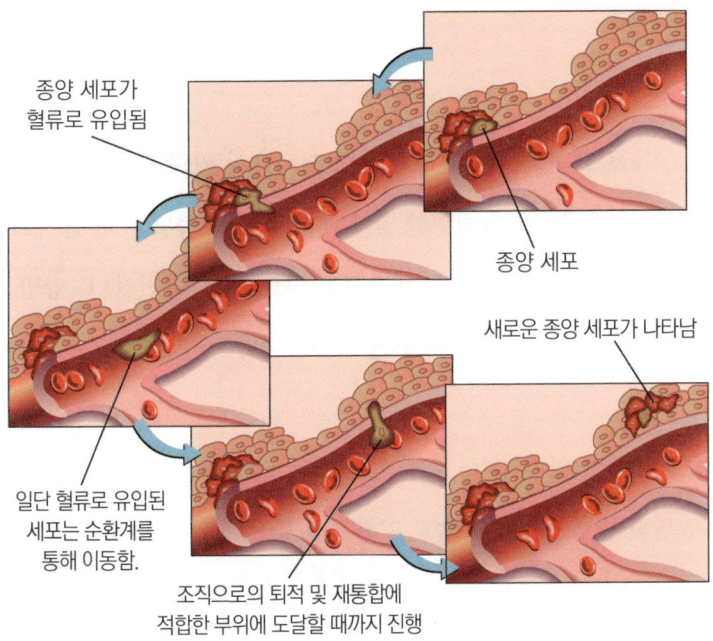

간단히 말해서, 암 조직 내 혈관 신생은 단기간에 암세포가 성장할 수 있도록 도와줍니다. 암전이는 암의 장기 생존을 촉진하고 암이 많은 장기를 침범할 기회를 제공합니다.

물론 이러한 전이는 암에 걸린 환자를 죽게 만들며, 그 과정에서 종양 자신도 사멸하게 되지만, 그들의 성장 전략이 숙주와 암 모두에게 치명적이라는 것을 인식할 만큼 암세포들이 똑똑하거나 미래를 예측하지는 못합니다.

## 커큐민이 전이를 막는 방법

싱가포르 연구진이 실시한 문헌 검토에서 커큐민 315가지 연구와 전 단계에서 광범위한 암에 대한 효과를 심도 있게 살펴보았습니다. **커큐민이 암을 예방하고 치료하는 "다면적인" 방법에 대한 그들의 논평은 매우 흥미롭습니다:**

"지난 10년 동안 치료 방식이 크게 발전했음에도 불구하고 질병의 발병률이나 암으로 인한 사망률은 지난 30년 동안 변하지 않았습니다. 사용 가능한 항암제는 심각한 부작용과 관련하여 제한된 효능을 나타내며 비용도 많이 듭니다. 따라서 이러한 단점이 없는 약리학적 제제의 감별이 요구됩니다. 강황(curcumin longa)에서 추출한 폴리페놀 화합물인 커큐민의 잠재적인 항염증 및 항암 효과는 지난 30~40년 동안 광범위하게 연구된 제제 중 하나입니다. 커큐민은 다양한 종양의 시작, 진행 및 전이를 억제하는 것으로 밝혀졌습니다."

　이런 특정 연구는 다음을 포함하여 다양한 암에 대한 커큐민의 효과를 확인하는 수백 개의 이전 연구 결과를 주의 깊게 검토했습니다.

- 암 병변
- 폐암
- 대장암
- 대장암에 의한 간 전이
- 다발성 골수종
- 말기 췌장암
- 진행성 및 전이성 유방암
- 전립선암
- 두경부암
- 만성 골수성 백혈병

이러한 모든 종류의 암은 전이율이 높은 것으로 잘 알려져 있으며, 이는 가장 치명적인 종류의 암에 속하는 이유입니다. 이러한 이야기에서 커큐민이 암에 대하여 얼마나 강력한지 그리고 암의 시작, 성장, 확산을 공격하는 수많은 방법들을 쉽게 알 수 있습니다.

## 당신이 알아야 할 것들

**여기 나선형 또는 악순환이 있습니다:**

- 세포자멸사는 세포가 자연 수명 이상으로 살 수 있게 해줍니다.

- 혈관신생은 암세포 다발에 영양을 공급하고 성장할 수 있도록 생명을 주는 영양소 네트워크를 생성합니다.

- 전이, 신체의 다른 부분에 새로운 종양을 만들어 더 많은 암세포 덩어리를 형성하고 새로운 영양소 네트워크를 형성하며, 세포주기가 깨지지 않으면 결국 숙주 인간을 죽게 하는 새로운 전이를 살펴보았습니다.

최근 수백 건의 연구는 커큐민이 모든 단계에서 암에 "다각적" 접근 방식으로 작용하여 다양한 진입지점에서 이러한 치명적인 활동을 방해하는 능력을 확인했습니다.

Chapter. 6

# 암의
# 재발 방지

  당신이 여기까지 읽었다면 아마 저와 같은 결론에 도달하셨을 겁니다

  첫째, 암세포가 생화학적 세계의 천재라는 것을 우리 모두가 인식해야 한다는 것입니다. 그들은 의심할 여지없이 평균적인 뇌, 뼈 또는 피부 세포보다 똑똑합니다. 암세포는 정상 세포의 생존 본능을 훨씬 능가하는 힘으로 자기 보존을 위해 움직입니다. 모든 생명체와 마찬가지로, 암세포는 생존을 위해 악마처럼 싸우지만, 그들을 죽이려는 대부분의 시도를 저지할 만큼 충분히 지능적입니다. 마치 그들만의 두뇌를 가지고 있는 것 같습

니다.

제가 "대부분"이라고 말했지만 "모든" 시도가 그들을 죽이려는 것은 아닙니다. 커큐민은 천재적인 암세포의 최선의 계획을 방해하기 위해 개입합니다.

다음은 우리가 검토해야 할 세 가지 새로운 항목입니다.

- **암 줄기세포** : 다른 암세포를 지배하는 슈퍼세포로 놀라울 정도로 죽이기 어렵습니다.

- **내화학성** : 한때 효과가 있었던 화학요법 약물에 내성이 생긴 암.

- **화학 감수성** : 암세포가 결국 암세포를 사멸시키는 약물에 대한 감수성을 높여 더 잘 받아들이게 만듭니다.

### 암 줄기세포

우리는 이미 우리 대부분이 암에 걸린 사람을 알고 있다는 사실을 확인했습니다. 표준 암 치료법(수술, 화학 요법, 방사선요법)을 사용해도 암이 재발하는 경우가 많다는 것을 당신은 이미 알고 있을 것입니다. 이는 3년, 4년 또는 그 이상이 될 수도 있지만 저항성 암세포는 숨어서 생존할 수 있는 방법을 찾고 일부는 결국 다시 나타나 재발합니다. 이들은 암 줄기 세포이며 치명적일 수 있습니다. 암이 재발하면 처음보다 훨씬 더 사납고 공격적인 경향이 있습니다.

임신을 하면 난자와 정자는 소수의 건강한 줄기세포로 분열됩니다. 줄기 세포는 신체의 모든 조직의 시작점입니다.

어린아이의 플레이도우(Play-Doh)처럼 가단성 있는 줄기세포는 어떤 종류의 세포도 될 수 있습니다. 그들은 뇌 세포, 심장 세포, 췌장 세포, 피부 세포 또는 머리카락과 손톱 세포가 될 수 있습니다. 줄기세포는 무한한 가능성을 지닌 신체의 슈퍼히어로입니다.

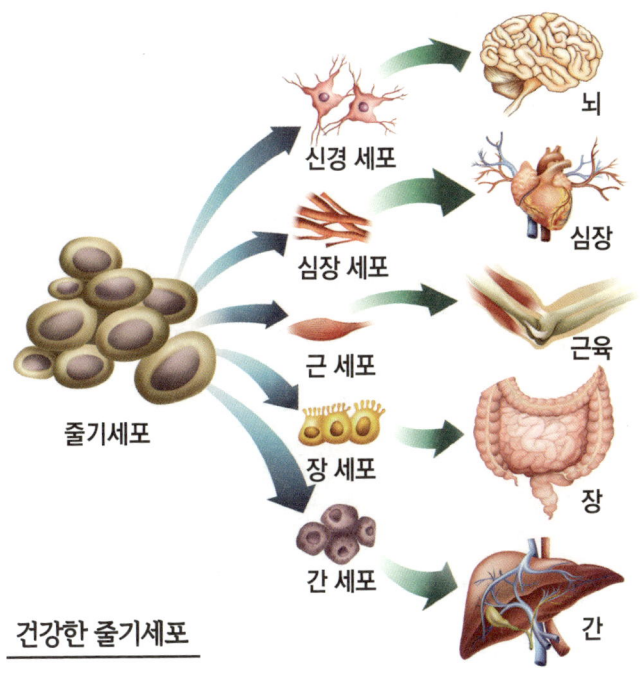

건강한 줄기세포

암 줄기세포는 다릅니다. 우리는 암 줄기 세포를 가지고 태어나지 않습니다. 암 줄기세포들은 암세포 자체의 작은 부분 집합입니다. 그들은 암 재발의 발원점이 될 수 있기 때문에 암 줄기세포들에 대하여 살펴봅니다.

그들은 화학 요법과 방사선 요법을 피하면서 위장하고 몸을 낮출 수 있습니다. 이들은 각종 치료법이 지나가면 슬그머니 튀어나와 다시 암세포를 만들기 시작할 수 있습니다.

암 줄기세포는 암을 유발하고 유지하며, 재발과 약물 내성에 기여합니다. 암과 싸우는 다기능성 miRNA와 거의 유사하게, 이들은 다른 암세포를 통제하고 성장 및 증식을 명령하는 슈퍼세포인 그들의 분신입니다.

암 줄기 세포는 불멸이거나 거의 불멸에 가깝습니다. 슈퍼세포라고 생각하시면 됩니다. 이전 장에서 배웠듯이 암세포는 건강한 세포처럼 정상적인 수명을 가지고 있지 않습니다.

그들은 계속 살아서 뒤틀린 방식으로 번식하여 더 많은 암세포와 더 큰 종양을 만들어 몸 전체에 퍼집니다.

또한, 이러한 암 줄기 세포는 기존 의학의 진단 "레이더"로부터 몸의 가장 깊은 곳에 숨어 잠자는 것처럼 보이거나 잠에서 깨어나 다시 자라기 시작하기 전에 몇 달, 심지어 몇 년 동안 조용히 있는 것처럼 보이는 놀라운 능력을 가지고 있습니다.

국립 암 연구소(NCI)의 연구원들은 2012년 연구에서 "특정 식품의 부적절한 섭취"가 암세포 성장을 촉진할 수 있다고 제안했습니다.

같은 연구자들은 또한 커큐민이 암 줄기 세포라는 고유한 마스터 세포가 이들에 대하여 적시에 사멸되도록 설득하는 것이 과학적으로 입증되었다고 언급했습니다.

이것은 NCI의 건조하고 무감정적인 과학적 전문 용어에 묻혀 있는 암 치료의 거대하고 흥미로운 진전입니다. 커큐민은 암 줄기세포를 박멸하는 것과 관련하여 과학에 알려진 가장 강력한 물질 중 하나일 수 있습니다.

같은 연구자들은 특히 공격적인 췌장암과 뇌암에서도 시간이 지남에 따라 이러한 암 줄기 세포를 깨우는 "알람 시계" 또는 신호 전달 경로가 커큐민에 의해 차단된다는 점에 주목합니다.

커큐민은 말 그대로 암 줄기 세포 대령과 병사들 또는 일반 암세포 사이의 명령 체계를 방해합니다.

대령이 더 이상 병사들에게 무엇을 해야 할지 말할 수 없을 때, 그들은 결국 암 군대를 탈영할 것이기 때문에 더 이상 위협이 되지 않습니다.

저의 과학 커뮤니티는 암 줄기 세포를 표적으로 삼는 것이 "종양을 근절하고 내성과 재발을 방지하는 매우 유망한 개념이자 치료 옵션"이라는 데 일반적으로 동의합니다.

커큐민은 다양한 방식으로 작용합니다. 특히 암줄기세포가 일반 암세포와 소통하는 능력을 교란시킵니다.

이러한 암 줄기 세포는 수백 가지 유형의 세포로 변할 수 있으며 모두 악성입니다.

실제로 미시간 대학의 연구에 따르면 커큐민 분자는 암 줄기 세포를 찾아 공격할 수 있기 때문에 악성 줄기세포만큼 똑똑하지만 화학 요법 약물과 달리 건강한 줄기세포(특히 유방암에서)나 다른 세포에는 전혀 해를 끼치지 않습니다.

> 암 줄기세포는 때때로 화학요법에서 살아남을 수 있으며, 암 줄기세포의 생존은 대부분의 환자에게 몇 달에서 몇 년 후에 암이 재발할 수 있는 주요 원인 중 하나입니다.

## 내화학성

저의 오랜 암 연구를 통해, 저는 거의 모든 암 환자들이 화학 요법 약물에 대한 어느 정도의 저항력을 기른다는 것을 알게 되었습니다.

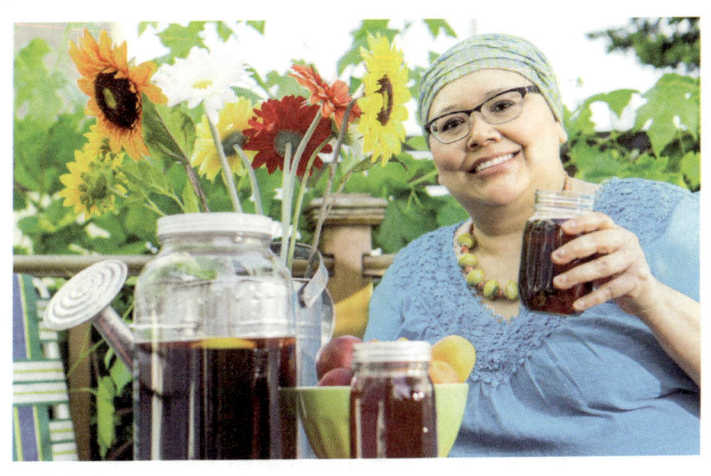

   이는 초기 치료 단계에서 효과적이었던 화학 요법 약물이 시간이 지나면 거의 작동을 멈춘다는 것을 의미합니다. 종양은 약물의 의도된 효과에 내성을 갖게 되고 암세포는 억제되지 않고 계속 자랍니다.

   이 암세포가 이전에 화학약품에 노출된 적이 없다면 한 번은 속일 수 있습니다. 이 약물은 암세포의 95% 이상을 파괴할 수 있습니다. 화학 요법으로 죽이지 못한 세포는 번식할 수 있는 세포입니다. 남은 암세포는 그 약에 내성을 갖게 됩니다. 우리가 그들에게 무엇을 던지든, 그들은 우리가 더 이상 제공할 것이 없을 때까지 하나의 약물에 대한 내성을 발전시키는 방법을 알아냅니다.

   암세포가 초생존 기전을 가지고 있다는 것을 이미 알고 있습니다. 간단히 말해서 그들은 죽고 싶지 않습니다. 5장에서 세포자멸사 또는 프로그램된 세포 사멸에 대한 연구결과를 기억하십니까? 많은 화학 약품은 세포 사멸 경로를 표적으로 삼아 거의 불멸에 가까운 암세포가 죽을 때임을 상기시킵니다.

시간이 지나면서 천재적인 암세포는 메시지를 차단하는 방법을 알아냅니다. 그들은 암을 계속 성장시키고 퍼뜨리면서 세포 사멸의 자연적 패턴을 되돌리라는 명령을 무시합니다.

물론 그들은 세포 집단에 영양분 공급을 중단하라는 명령을 극복하고 그들을 굶기려는 모든 노력을 극복할 수 있습니다.

**제가 이 암세포들이 똑똑하다고 말씀드리지 않았나요?**

암 줄기 세포는 보병 암 세포보다 훨씬 더 강하고 기존 치료법에 더 잘 견딥니다.

따라서 환자는 메스꺼움, 탈모, 체중 감소, 근육 소모, 극심한 피로, 장기 손상 등을 포함할 수 있는 무수한 부작용과 함께 적어도 한 번의 화학 요법 과정을 이미 겪었지만 암이 재발했다는 것을 알게 되었습니다.

대부분의 의사가 제공할 수 있는 유일한 옵션은 다른 약물을 사용하는 또 다른 화학 요법 과정입니다.

악순환이 시작됩니다. 일부 암세포는 사멸할 것이지만, 지금까지는 생리학적 황무지에 숨어 있다가 다른 날 다시 찾아오는 불사신 같은 암세포가 항상 존재해 왔습니다.

암은 매우 자주, 아마도 같은 장소, 또는 신체의 다른 부분에 재발합니다. 의사는 다른 형태의 화학 요법을 시도합니다. 환자가 약해집니다. 삶의 질이 견딜 수 없을 정도로 악화됩니다. 결과는 거의 처음부터 정해져 있습니다. 의사들은 결국 암세포를 극복하기 위해 다른 어떤 것도 제공할 수 없다고 선언합니다. 환자는 더 많은 생명을 소모시키는 약물에 완전히 절망하며 희망을 잃습니다.

우리 중 많은 사람들이 직접 경험하지는 못했지만 끔찍한 이야기입니다. 마음이 아프지만 이대로는 안 됩니다.

암 세포들이 보여주는 내화학성의 원인은 무엇일까요? 당신은 이미 알고 있을 것입니다. 초능력을 가진 암 줄기 세포는 알려진 모든 화학 요법 약물에서 탈출하고 진화하고 숨을 수 있습니다.

## 커큐민의 역할

- 커큐민은 암세포를 민감하게 하고, 부드럽게 하여 화학요법 약물을 더 효과적으로 사용할 수 있도록 합니다.

- 커큐민은 암세포가 사멸하게 만들고, 프로그램된 세포사멸이나 사멸을 촉진하도록 상기시킵니다.→ 세포의 과도하게 발달된 생존기전을 중화합니다.

- 커큐민은 신약 치료에 저항할 수 있는 암세포의 빠른 '지능'을 앞질러 암세포를 사멸시키는 대체 방법을 찾습니다.

    제 연구의 대부분은 대장암에 관한 것이었지만, 우리는 커큐민의 가치가 다른 많은 종류의 암까지 확대된다는 것을 알고 있습니다. 아마도 모든 종류의 암을 포함하고 있을 것입니다.

    2013년에 제가 시행한 연구는 인간의 상황을 모방한 대장암 실험 모델을 만든 것이 특별했습니다. 우리는 다른 종류의 화학요법으로 대장암세포를 치료하기 시작했습니다. 세포가 약물에 반응하지 않고 사멸되지 않는 순간까지 치료를 반복했습니다. 결국 10배, 50배, 100배 이상의 항암제를 투여해도 세포는 사멸을 거부했고 우리는 이 세포를 취득하여 계속 실험을 진행했습니다. 흥미롭게도, 우리가 커큐민을 들여오기 전까지 이 놀랍도록 튼튼한 암세포를 죽인 건 아무것도 없었습니다.

    커큐민은 암 줄기세포를 제거하기 위해 필요한 모든 것(혈관신생, 사멸, 후성유전학 등)을 활성화시켰습니다. 드디어 암 세포가 죽었습니다. 이것은 엄청나게 흥미진진했습니다!

그런 다음 우리는 그 화학 내성 암세포를 동물에게 주입했고 동일한 효과를 발견했습니다. 우리는 현재 진행성 다제내성 대장암 환자를 대상으로 유사한 연구를 계획하고 있습니다.

말기 결장암 환자는 몇 개월 이상 생존할 것으로 기대할 수 없습니다. 우리가 그들에게 커큐민을 줄 수 있다면 삶의 질을 크게 향상시키면서 그들의 수명을 한두 달, 심지어 6개월까지 연장할 수 있을 것입니다. 이것이 치료법은 아니지만 확실히 긍정적인 차이를 만들 수 있습니다.

## 화학 감수성

이는 유리잔의 반이 가득 찼다 혹은 유리잔의 반이 비어 있다는 것과 같은 주제입니다. 화학 민감성 또는 화학 강화는 화학 내성의 반대입니다.

이는 커큐민이 실제로 암 세포, 특히 악명 높은 암 줄기세포를 민감하게 만들어 화학 요법 약물에 의한 파괴에 취약하게 만들고 내성을 없애 약물에 의해 사멸하게 하는 데 도움이 되는 것으로 밝혀졌다는 것을 의미합니다.

우리의 연구 중 하나는 커큐민이 대장암 환자에게 자주 사용되는 화학 요법 약물인 5-플루오로우라실(5-FU)의 효과를 개선하는 데 도움이 되었음을 확인합니다. 해당 연구는 이미 발표되었지만 우리의 연구는 계속 진행 중입니다.

우리의 이론은 커큐민이 miRNA 콜로넬을 활성화시켜 화학 내성이 있는 암 줄기세포를 극복하도록 도와 훨씬 더 효과적인 치료를 제공한다는 것입니다.

우리의 이론을 확인시켜주는 다른 연구가 있습니다. 커큐민은 유방암, 결장암, 췌장암, 위암, 간암, 혈액암, 폐암, 전립선암, 방광암, 자궁경부암, 난소암, 두경부암 등 다양한 암에서 여러 유형의 화학요법 약물에 대한 감수성을 증가시킵니다.

암세포를 화학 요법 약물에 더 취약하게 만듦으로써 우리는 더 적은 양의 독성 약물로 암을 물리칠 수 있는 가능성을 크게 높이고 환자에게는 덜 해를 끼칠 수 있습니다. 여기에는 수술이 불가능한 것으로 간주되는 진행성 암이 포함됩니다.

해당 연구에 따르면 5-FU 외에도 커큐민이 irinotecan, FOLFOX, gemcitabine 및 celecoxib를 포함하여 진행성 결장암 치료에 사용되는 여러 다른 약물의 효과를 향상시키는 것으로 확인되었습니다.

화학 민감성 분야에 또 다른 흥미로운 추가 사항이 있습니다. 우리는 커큐민이 또한 방사선 요법의 효과를 증가시키고 화학 요법 및 방사선의 독성 부작용으로부터 간, 신장, 구강 점막 및 심장과 같은 중요한 기관을 보호하는 데 도움이 된다는 것을 발견했습니다.

> 커큐민은 암의 모든 단계에서
> 자체적으로 또는 화학요법이나 방사선 치료와 병행되었을 때
> 안전하고 효과적인 선택입니다.

## 마지막으로

커큐민에는 놀라운 치유력과 예방력이 있습니다. 그것은 암 줄기 세포의 파괴력에 대항하기 위해 가능한 모든 것을 합니다. 제 연구에 따르면 커큐민은 현재 알려진 다른 자연 요법보다 훨씬 더 많은 암 줄기 세포를 제거합니다.

커큐민은 암 줄기 세포를 영원히 제거할 수 있을까요? 이에 대한 대답은 '아마 그럴지도 혹은 아닐지도'라고 할 수 있습니다.

우리는 몇 년 동안 커큐민의 이러한 측면을 연구해 왔으며 더 많은 연구가 필요하지만 인간을 대상으로 한 커큐민에 대한 현재 진행 중인 미래의 연구에서 커큐민이 현재 알고 있는 것보다 훨씬 더 긴 완화 시간을 제공하거나 치료할 수 있음을 보여줄

것이라고 매우 낙관적으로 생각합니다.

  요컨대, 제가 어떤 종류의 암에 걸렸거나 가족 중 누군가가 그런 입장에 있다면 저는 질병의 모든 단계에서 절대적으로 커큐민을 사용할 것입니다. 커큐민은 아마도 질병의 진행을 막을 것입니다. 심각한 부작용은 없습니다(때로는 매우 높은 용량에서 약간의 묽은 변이 나타날 수 있습니다).

  물론 이상적으로는 우리 모두가 다른 건강한 생활 습관과 함께 예방을 위해 커큐민을 사용할 수 있으며 암은 결코 발판을 얻지 못합니다. 그러나 당신이나 당신이 사랑하는 누군가가 어떤 유형의 암에 걸린다면 커큐민 사용에 대해 종양 전문의와 반드시 상의해야 합니다. 사용이 걱정되시나요? 잃을 것은 없고 얻을 것은 많습니다.

## 당신이 알아야 할 것들

- **줄기세포 :** 우리는 암의 악순환에 새로운 요소를 추가하고 있습니다. 이 세포들은 삶에 대한 강한 의지를 가지고 있으며, 기존의 의학에 알려진 세포들을 죽이기 위한 거의 모든 노력을 극복할 수 있습니다. 대부분의 암이 전통적 치료 후에 재발하는 주된 이유는 암세포가 탐지를 피할 수 있는 능력 때문입니다.

- **내화학성 :** 암세포, 특히 암 줄기 세포는 몇 세대 만에 화학 요법 약물에 내성을 가질 수 있으므로 일정 기간이 지나면 화학 요법이 더 이상 작용하지 않습니다. 결국 의사는 선택의 여지가 없습니다.

- **화학 강화 :** 이는 화학 내성을 극복하는 커큐민의 능력의 또 다른 측면인데, 연구에 따르면 일부 기존 화학 요법 약물과 함께 투여하면 실제로 화학 약물이 더 잘 작용하게 만들 수 있다는 것입니다.

암 줄기세포의 초능력을 극복하고, 화학 내성을 제거하고, 화학 요법 약물의 효과를 향상시키는 커큐민의 능력은 거의 기존의 암 치료에 수반되는 끔찍한 부작용에 비할 바가 아닙니다.

# Chapter. 7

# 통합 치료제로서의 커큐민

당신이나 당신이 사랑하는 사람이 암 진단을 받게 되었다는 것을 알게 된다면 무엇을 어떻게 해야 할 지 고민될 것입니다. 암 진단 소식을 접하게 된 그날부터 세상은 암울해지고 부정적인 생각과 절망적인 미래가 그려질 뿐입니다.

당신은 "왜 내게 이런 일이?" 혹은, "왜 나의 남편과, 어머니, 내 아이가 암에 걸린 것입니까?"라는 생각에 사로잡히게 될 것입니다.

당신에게 일어난 불행한 소식을 들은 친구들이 "당신을 위로하고 도와주기 위해" 달려올 것입니다. 이들은 당신에게 자신이 알고 있는 암과 관련된 여러 가지 이야기들을 들려줍니다. 주위 사람들은 당신에게 커피관장 요법이나 암에 좋은 식단을 제공하는 멕시코의 어느 클리닉 소문에 대하여 말할 것입니다. 그들은 암이 완치된다는 '기적의 요법'에 대한 자신의 지식과 경험을 당신과 나누고자 할 것입니다. 하지만 주위 사람들이 들려주는 다양한 암 치료법을 접하게 되면, 오히려 혼란스러움을 느끼게 될 것입니다.

의사는 항암제의 사용과 방사선 요법을 시행하자고 권유하거나 암 수술이 필요하다고 말할 것입니다. 당신은 항암제나 방사선 치료, 수술 등이 암을 제거하는데 도움이 된다는 것은 어느 정도 인정하지만 이런 치료법들이 가져올 후유증에 대하여 걱정하고 두려워할 것입니다. 당신은 대체요법에 대해서도 고려해 볼 것이지만, 의사들은 "대체"요법을 엉터리라고 폄하할 것입니다.

당신의 친구들과 대체의학에 종사하는 사람들은 어떤 대가를 치르더라도 약초나 의료기기를 사용하여 암 치료를 시도해볼 것을 말하면서, 항암 요법과 방사선요법은 절대 받지 말라고 주장합니다. 당신은 생명을 위협하는 암에 직면하게 됩니다. 어떤 것이 진실이고 어떤 것이 사실이 아닌지 판단할 수 있는 수단도 없이 암과 관련된 "정보"의 홍수 속에서 겁에 질리고 압도당하게 됩니다. 당신은 어떤 길을 선택해야 할지 갈등하게 됩니다.

## "정말 암인가요?" 라고 물어본다.

최근 몇 년 동안 암 진단이 크게 증가했습니다. 현대의학의 발전으로 조기암에 대한 진단율이 크게 높아진 것입니다. 또한 전암성 병변(암이 되기 전 단계의 병변)이거나 비정상적으로 보일 수 있는 세포를 찾을 내는 진단법도 개발되었습니다. 그렇습니다. 우리는 암을 조기에 진단할 수 있는 환경 속에서 살고 있습니다.

하지만, 암 진단에 오진이 있을 수도 있고 암세포가 아닌 비정상 세포로 이루어진 병변에 대하여 부작용이 많고 지나치게 과도한 치료법을 적용하는 것에 대하여 회의적인 시각도 있습니다. 많은 경우에, 치료(수술, 화학요법 및 방사선요법은 대부분의 암 유형에 대한 표준치료)는 암 세포를 사멸시키기도 하지만 인체에 미치는 부작용도 매우 많습니다.

의사들은 60~80대 남성들의 전립선암에 대하여 설명할 때, 암성장이 매우 느리며, 완치율이 높고, 전립선암 때문에 사망하는 경우는 매우 드물다고 말합니다. 즉 이들이 전립선암으로 사망하는 것보다 노화로 자연사하거나 심장병이나 뇌졸중 등 다른 질환으로 사망에 이르는 사례가 더 많다는 것입니다. 이는 암에 대한 인식을 달리해주는 사례들 중 하나라고 할 수 있습니다. 여기에서 시사하는 바는 우리는 누구나 비정상 세포를 우리 몸 속에 가질 수 있으며, 이로 인하여 당장 죽지 않는다는 것입니다. 비정상세포를 가지거나 성장이 매우 더딘 암세포가 발견되었다는 것이 암으로 사망한다는 것과 같은 의미로 볼 수 없다는 뜻입니다.

물론 비정상 세포의 발견은 인체 건강에 대한 위험 신호로 작용할 수 있으며, 더 이상 악화되지 않도록 생활습관의 변화를 요구하는 경고라고 인식하는 것이 바람직한 자세입니다. 이러한 세포가 질병이 되지 않도록 생활 방식을 변경해야 하는 자극제가 될 수 있습니다. 이러한 개념은 유전자의 손상으로 인하여 비정상 세포가 암세포로 변화되는 환경에 놓인 상태를 개선시키지 않는다면 암으로 발현될 수 있다는 후성 유전학에서 강조됩니다.

## 과학을 바라보다

당신이나 당신의 가족이 암 진단을 받게 되었고 의사의 답변에 이의를 달지 않게 된다면 "대체의학" 측면과 전통적 의학 측면에서 권고되는 과학적 근거의 이면을 살펴보라는 제 권유에 그다지 놀라지 않을 것입니다.

저는 "대체요법"이라고 명명하는 것에 이견을 갖고 있습니다. 이는 너무 오래된 용어입니다. 오늘날 자연 요법은 종종 보완 요법 또는 통합 요법이라고 부릅니다. 일리가 있는 말입니다.

암 진단에 대한 또 다른 사고 방식을 제안하고 싶습니다. 당신이 선택하면 자연 요법과 기존 치료법을 효과적으로 결합할 수 있습니다.

지난 20년 동안 건강 보조제는 서구 문화의 일부가 되었습니다. 미국 인구의 절반 이상이 정기적으로 건강 보조제를 섭취합니다. 통합 암 치료 저널에 발표된 2013년 연구 결과에 따르면 2010년에 건강 보조제 및 허브 판매액이 총 52억 달러에 이르는 것으로 보고되었습니다.

암 환자는 특히 건강 보조제를 사용할 가능성이 높으며 유방암 환자의 87%가 특정 유형의 식이 보충제를 사용합니다. 90년대 후반에 암 환자의 약 20%가 암의 진행을 지연시키기 위해 고안된 일종의 건강 보조제를 섭취했습니다.

오늘날 건강 보조제 사용 빈도는 60%에 가깝습니다. 왜 그럴까요? 왜냐하면 암 환자들은 가족과 친구들이 사용했을 때의 이점을 목격했고, 건강 보조제 사용에 대한 과학적 배경을 알게 되었기때문입니다.

## 의사들이 "아니오"라고 말한다.

흥미로운 점은 많은 암 환자들이 조롱 당하거나 부정적인 반응을 겪을 것에 대한 우려로 인하여 담당 주치의에게 자신의 건강 보조제 섭취를 말하지 않는다는 것입니다. 어떤 의사들은 환자가 보완 요법에 대해 질문할 때 반사적으로 "아니오"라고 말하는데, 이는 종종 건강 보조제의 가치를 뒷받침하는 광범위한 과학적 증거에 대한 무지에서 비롯된 결과입니다. 많은 의사들은 이러한 건강보조제가 과학적으로 검증되지 않았다고 말할 것입니다.

저는 많은 경우에 그것이 사실이 아닐 수 있고 단순히 의사의 지식 부족에 대한 방어막일 수 있다는 점을 말씀드리고자 합니다.

저는 여기서 의료계를 분류할 의도는 없습니다. 그러나 많은 의사들이 특정 질병에 대해 무엇이 효과가 있고 무엇이 효과가 없는지 매우 엄격한 방식으로 접근한다는 사실을 당신도 알게 될 것입니다. 훌륭한 의사는 환자가 사용하고 싶어하는 건강보조제에 대해 연구를 수행하고 과학적으로 검증된 보조제를 승인하고 효과가 없거나 해로울 수 있는 보조제의 사용을 환자에게 권장하지 않습니다. 저는 의사와 환자 사이의 신뢰관계가 치유 과정의 필수적인 부분이라고 굳게 믿습니다.

예를 들어, 국립 의학 도서관(National Library of Medicine)에서 '커큐민' 에 대한 과학 연구 데이터베이스를 검색하면 이 글을 쓰는 시점에서 8,237개의 출판물을 찾을 수 있고 '암' 을 추가하면 1983년에 출판된 것을 포함하여 3,121개의 출판물이 확인됩니다.

이는 커큐민의 힘을 입증하는 실질적인 과학적 근거 자료이며, 대부분 암 예방과 치료에 대한 것들입니다. 그렇습니다. 저는 그 연구 중 몇 가지를 직접 수행했습니다.

커큐민이 암에 대한 우리의 무기고에서 가장 가치 있는 무기 중 하나가 되어야 한다는 부인할 수 없는 증거가 있습니다. 가장 효과적인 방법일 수도 있습니다. 해당 정보를 의사에게 자신 있게 가져갈 수 있습니다.

13장에서 이러한 과학적 요점에 대하여 간략하게 기술했습니다. 저는 당신이 해당 페이지를 복사하여 담당의사에게 보여줄 것을 권장합니다. 의사가 책 전체를 읽을 시간이 없을 수 있으므로 관련된 내용을 제시하여 그 중요성을 강조하십시오. 이를 통해 당신과 다른 많은 사람들의 생명을 구할 수도 있습니다.

## 항암요법 강화 작용

일부 최고 수준의 연구에서는 커큐민이 항암요법과 방사선요법의 효과를 증가시킬 수 있음을 보여줍니다. 또한 커큐민은 항암제로 인해 자주 발생하는 손상으로부터 주변 조직을 보호할 수 있습니다. 몇 가지 중요한 예를 들어보겠습니다.

대장 직장 암에 대한 본인의 연구 중 6건의 발표된 연구에서 우리는 커큐민과 5-FU(5-fluorouracil)의 조합이 커큐민이나 단독 약물보다 종양 크기를 줄이고 약물에 더 민감하게 만드는 데 훨씬 더 효과적이라는 것을 확실히 증명했습니다.

MD Anderson Cancer Center의 연구원들은 가장 공격적이고 치명적인 암들 중 하나인 췌장암을 치료하는 데 사용되는 항암제인 젬시타빈을 커큐민과 함께 사용했습니다. 2010년에 발표된 해당 연구에서 함께 사용된 커큐민과 젬시타빈이 강력한 상승작용을 나타냄이 확인되었습니다. 복합 요법은 이러한 암세포에서 프로그램된 세포 사멸(세포자멸사)을 증가시키고 자체 영양소 공급(혈관신생)을 발달시키는 것을 방지했습니다. 더욱 중요한 사실은 커큐민이 암환자들에게 대부분 나타나는 내화학성을 극복하여 항암제가 더 오랜 기간 동안 더 효과를 지속할 수 있도록 작용했다는 것입니다.

마지막으로, 커큐민이 유방암 치료에 사용되는 화학요법제인 파클리탁셀의 효과를 향상시킨다는 여러 연구 결과가 있습니다. 2010년에 발표된 저자의 연구에서 우리는 건강한 조직을 보호하면서 다양한 항암제와 방사선 요법을 강화시키는 커큐민의 효과를 검토했습니다.

다양한 암을 치료하는 데 사용되는 여러 종류의 항암제에 대한 연구는 치료요법에 커큐민을 첨가했을 때 시너지 효과를 확인시켜줍니다. 이런 사례들에는 다음 암들이 포함됩니다.

- 전립선암
- 췌장암
- 백혈병
- 뇌암
- 자궁경부암
- 유방암
- 난소암
- 방광암
- 간암
- 다발성 골수종
- 폐암
- 위암
- 기타

다른 연구에서는 특히 치료가 어려운 뇌, 두경부암에 대한 커큐민과 방사선 치료의 복합요법의 유용성이 확인되었습니다.

이제 당신은 분명히 여러 각도에서 암을 공격하는 커큐민의 능력을 보기 시작했을 것입니다. 커큐민은 암에 대한 접근법이 다른 어떤 자연 또는 합성 물질보다 뛰어납니다. 매우 흥미롭습니다.

과학자로서 저는 지나치게 흥분하는 것에 대해 상당히 조심스럽습니다. 그러나 암을 예방하고 치료하고 아마도 치유할 수도 있는 커큐민의 능력을 과장하는 것은 불가능합니다. 이는 최고의 통합 의학입니다.

### 강력한 허브 복합요법

이제 커큐민과 보스웰리아라고 하는 다른 허브류의 복합요법의 상승작용에 대하여 설명하겠습니다. 두 허브류의 복합요법의 효과에 대한 연구가 2015년 암 예방 연구 저널에 발표된 이후로 저는 이러한 복합요법에 대하여 매우 친숙합니다. 우리는 일반적으로 유향으로 알려진 보스웰리아 세라타(Boswellia serrata) 식물의 커큐민 보스웰산이 miRNA 유전자를 통해 함께 작용하여 염증을 감소시키고 종양 성장을 억제하며, 기존 종양의 크기를 감소시키고 대장직장 세포주와 대장직장암이 있는 동물의 실험실 분석에서 커큐민과 보스웰리아가 각각 단독으로 사용될 때보다 훨씬 더 빠른 속도로 예정된 세포 사멸(apoptosis)을 진행시킨다는 것을 밝혔습니다.

커큐민-보스웰리아 조합은 실제로 치료 후 2일 이내에 실험동물의 종양 성장을 감소시켰습니다! 또한 대장암 환자의 약 절반에서 발생하는 p91 유전자 돌연변이를 가진 환자들의 치료에 대한 반응성을 증가시켰습니다.

항상 그렇듯이 이러한 허브의 제형은 우리 몸에 최대한의 가용성을 제공하는 데 중요합니다.

커큐민에 대한 제 연구는 BCM-95™ 제형을 사용했는데, 연구 결과에 따르면 이 제형은 흡수가 향상되었으며 다른 커큐민 제형에서는 볼 수 없는 강황 에센셜 오일의 터메론을 함유하고 있는 무독성 추출 방법입니다. 이 형태에는 자체적으로 건강 특성뿐만 아니라 항암 특성도 가지고 있는 강황 에센셜 오일이 포함되어 있습니다.

제가 연구한 Bospure™라는 보스웰리아 추출물은 더 높은 수준의 AKBA(아세틸-케토베타-보스웰산, 보스웰리아의 활성 성분)를 포함하도록 표준화되었으며 염증을 유발하는 화합물인 베타-보스웰산을 대부분 제거하도록 정제되었습니다. 이는 더 나은 항염 효과로 이어집니다.

분명히, 암에 대항하는 단독 물질로서 커큐민의 효과를 확인할 뿐만 아니라 표준 암 치료법의 효과를 확대하는 능력을 보여주는 과학적 연구가 풍부합니다.

  당신이 어떤 유형의 암이라도 진단받은 경우라면, 담당의사에게 큰 부작용이 없는 커큐민의 가치를 연구하도록 요청해보는 것도 좋습니다.

## 당신이 알아야 할 것들

- 강력한 항암 효과가 있는 건강 보조제 목록에 커큐민이 대부분 상위권을 차지하고 있습니다.

- 커큐민은 다양한 종류의 암 치료에 적합한 선택입니다.

- 커큐민은 항암요법, 방사선요법 등 기존 암 치료의 효과를 높이는 동시에 암 치료와 관련된 손상으로부터 건강한 세포를 보호하는 과학적인 검증을 받았습니다.

- 보스웰리아와 함께 커큐민은 암을 예방하고 치료하는 시너지 효과를 낼 수 있습니다.

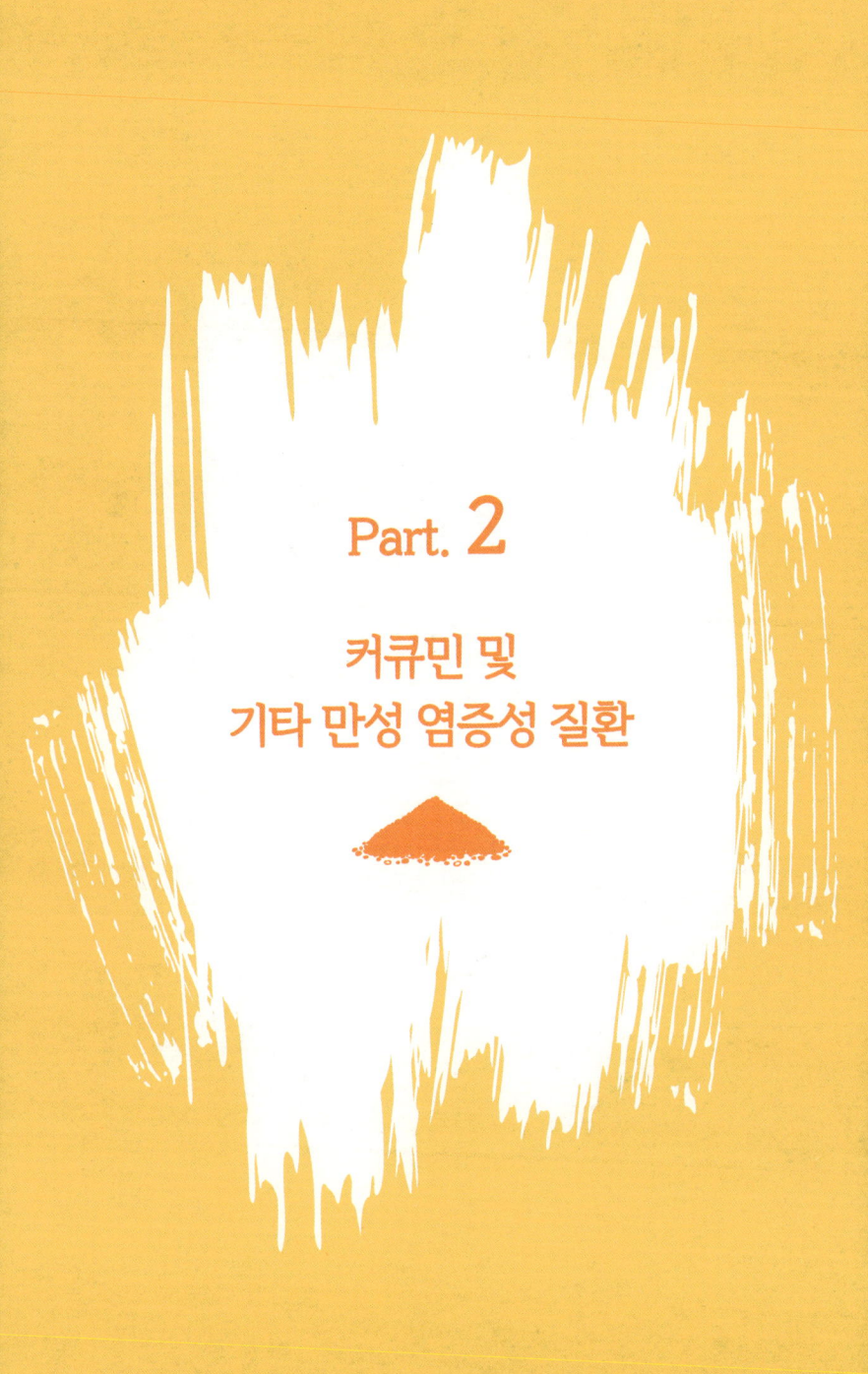

# Part. 2

## 커큐민 및 기타 만성 염증성 질환

# Chapter. 8

# 우울증, 알츠하이머병 및 치매

두뇌 건강은 우리 인간의 핵심입니다. 당신의 두뇌건강이 양호하다면, 탐구심이 있고 당신의 주변에 관여하고 있으며, 다른 사람들과 명확하게 의사소통을 하고 적절한 관계를 형성합니다. 그리고 당신은 기억해야 할 것을 기억하고 좋은 판단력을 가지고 있습니다.

두뇌는 광범위한 뇌 기능을 관장하는 뇌 화학 물질(신경 전달 물질이라고도 함)을 생성하거나 우리 신체 능력의 균형을 맞추는데 그곳에서 때로는 감정적으로 고통스러운 변화가 있습니다.

이는 우울증을 유발할 수 있습니다. 뇌 화학 기능 장애는 뇌

세포가 죽기 시작하고 비정상적인 단백질이 축적되기 시작하며 뇌가 수축하기 시작할 때 일어나며, 이는 치매의 가장 흔한 형태인 기억 상실과 알츠하이머병을 초래합니다.

혈액뇌장벽을 통과하는 커큐민의 독특한 능력은 뇌 세포(뉴런)의 뇌화학적 생존 메커니즘에 영향을 미칠 수 있음을 의미합니다. 커큐민은 다른 영양소가 제공할 수 없는 뇌질환 예방과 치유 효과가 있습니다.

인체의 거의 모든 기능을 제어하는 컴퓨터인 뇌에서 신경 전달 물질의 불균형은 우울증, 알츠하이머병, 기타 형태의 치매 및 기타 많은 뇌 장애를 유발하는 주요한 원인입니다.

우울증과 알츠하이머병(AD)은 매우 다른 질병이므로 별도로 살펴보겠습니다. 그러나 최근 우울증을 앓는 사람들이 일반인들보다 알츠하이머병에 걸릴 위험이 더 높다는 것이 입증되었기 때문에 두 질병에 모두 적용되는 특정 공통점이 있습니다.

## 우울증

우울증은 삶과 세상에 대처할 수 없는 극심한 무능력입니다.

일생 동안 미국 성인 인구의 16.5%(1,880만 명)가 주요 우울 장애로 고통받고 있으며, 그 중 30%는 우울증이 일상 생활에서 일하는 능력이나 기능 손상을 초래할 정도로 심각합니다.

여성이 남성보다 우울증에 걸릴 확률이 70% 더 높다는 것과, 백인이 아프리카계 미국인보다 우울증에 걸릴 위험이 40% 더 높고, 18세에서 29세 사이의 젊은 연령층에서 60세 이상의 고령층보다 주요 우울증에 걸릴 위험이 훨씬 더 높다는 사실이 알려져 있습니다.

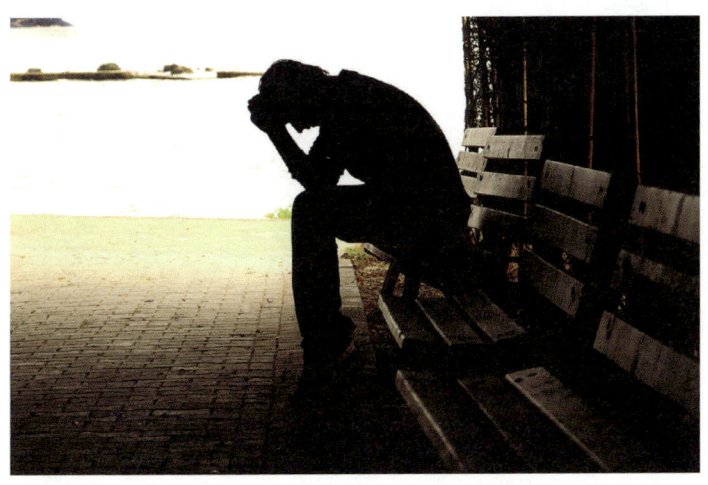

우울증은 어린이에게도 영향을 미칩니다. 정부 통계에 따르면 13세에서 18세 사이의 4.7%가 심각한 기분 장애를 겪고 있으며 여아는 남아보다 거의 두 배나 취약합니다. 10대 우울증의 비율은 놀라운 속도로 매년 23% 증가하고 있습니다.

우리는 가끔 있는 우울한 날에 대해 이야기하는 것이 아닙니다. 우리는 삶의 정상적인 기복, 관계의 상실, 직업의 상실 또는 사랑하는 사람의 상실에 대해 이야기하는 것이 아닙니다. 우울증은 슬픔이 아닙니다.

우울증은 삶과 세상에 대처할 수 없는 극심한 무능력입니다. 우울증은 무관심, 절망감, 피로, 수면 장애, 심지어 육체적 고통을 유발합니다. 그러나 환자의 약 절반만이 치료를 받고 치료의 80%는 전혀 효과가 없습니다.

우울증에 대한 일반적인 의학적 치료는 심각한 부작용의 위험이 높고 효과가 낮은 일련의 항우울제입니다. 연구에 따르면 항우울제는 인구의 35~45%에게만 효과가 있으며 일부 결과는 30%이하의 낮은 치료효과를 보고합니다.

더군다나 프로작(Prozac), 팍실(Paxil) 및 졸로프트(Zoloft)와 같은 항우울제는 자살, 폭력, 정신병, 비정상적인 출혈 및 뇌종양과 관련이 있습니다.

우울증의 원인에 대하여 살펴보면, 확실히 단기 우울증은 성적 학대 및 우울증의 가족력과 같은 장기적인 외상과 마찬가지로 과거 사건의 결과일 수 있습니다.

우울증을 앓는 대부분의 사람들은 뇌의 염증 수치가 높고 새로운 뇌 세포를 생성하는 능력이 감소합니다. 이 과정을 "신경생성"이라고 합니다. 뇌가 제대로 작동하지 않기 때문에 기분을 좋게 하는 세로토닌, 노르아드레날린을 자극하고 수면을 향상시키는 트립토판이 결핍됩니다.

커큐민은 뇌 화학 불균형에 대한 솔루션을 제공합니다. 뇌 조직에 나타난 염증을 완화시키고 신경세포의 신생을 유도하여 새로운 뇌 세포의 형성을 자극합니다. 결과적으로 신경 전달 물질의 균형이 개선됩니다. 커큐민은 노르아드레날린과 트립토판 혈중 농도를 상승시키고, 정서적 반응과 즐거움, 고통을 경험할 수 있는 능력을 조절하는 또 다른 신경 전달 물질인 도파민의 생산을 증가시킵니다. 많은 연구에서 커큐민이 신경 전달 물질 수준을 향상시켜 기분을 개선하는 능력을 강조하고 있습니다.

> 커큐민은 우울증에서 나타나는 증상뿐만 아니라
> 근본적인 원인을 치료할 수 있습니다.

일반적으로 많은 사람들이 관절 통증을 치료하기 위한 목적으로 커큐민을 복용했는데 그때 우연히 커큐민의 항우울제 작용을 발견했습니다. 커큐민의 작용은 서서히 나타나고 사라지므로 일부 사용자는 커큐민 복용을 중단하고 우울증이 재발할 때까지 우울증이 소멸된 것을 몰랐다고 말했습니다.

우울증의 영향은 임상적으로 매우 다양하기 때문에 각 환자의 우울증 수준에 대한 심각도는 의료진이 해밀튼 우울증 평가 척도(Hamilton Depression Rating Scale)를 활용하여 평가하는 경우가 많습니다. 여기에는 기분, 죄책감, 자살 생각, 불면증, 불안, 체중 감소 등에 대한 질문이 포함됩니다.

## 과학적 증명

 2014년 식물치료탐구(Phytotherapy Research) 저널에 발표된 연구에서 항우울제와 커큐민의 치료효과를 비교했습니다. 저는 해당 연구에서 커큐민과 암 화학 요법 약물 사이에서 저 또한 발견한 시너지효과를 발견했습니다. 우리는 60명의 중증 우울증 환자를 선별하여 세 치료 집단 중 한 집단군에 무작위로 할당했습니다.

- 플루옥세틴(프로작) 20mg
- 커큐민 BCM-95™ 500mg 1일 2회
- 플루옥세틴과 커큐민의 동일 용량 조합

 6주 동안 프로작(Prozac)을 복용한 사람들은 우울증 증세가 64.7% 개선되었으며, 커큐민만 복용한 사람들은 유사한 개선(62.5%)을 보였습니다. 커큐민은 부작용이 없고 효과도 비슷하지만 프로작(Prozac) 및 기타 항우울제 사용과 관련된 불안, 체중 증가, 소화 장애, 부정맥 등의 주요 부작용이 나타날 수 있기 때문에 커큐민만 복용하여 유사한 효과를 가질 수 있다는 것은 이러한 부작용을 피할 수 있다는 의미입니다. 그러나 다음에 발견한 것은 훨씬 더 인상적이었습니다. 프로작과 커큐민 사이에 시너지 효과가 있다는 것입니다. 커큐민과 플루옥세틴을 모두 투여받은 사람들은 우울증이 더욱 효과적으로 치료되는 것으로 나타났습니다. 해밀턴 척도에서 77.8% 개선되었습니다. 커큐민과 우울증에 대한 더 많은 연구가 있습니다. 다음은 몇 가지 주요 사항입니다.

**커큐민은 세로토닌과 도파민 수치를 증가시킵니다** : 여러 연구에서 커큐민은 기분을 좋게 하는 신경 전달 물질의 혈중 농도를 상승시키는 것으로 보고되었습니다

**커큐민은 부작용이 없는 의약품처럼 작용합니다.** 다른 연구에서 커큐민은 부작용 없이 다른 항우울제만큼 효과가 있는 것으로 확인되었습니다.

**커큐민은 항산화 및 항염증 작용으로 우울증을 개선시킵니다** : 분명히 연구자들은 커큐민의 효과에 열광합니다. 여러 연구들에서 커큐민이 우울증 개선에 긍정적인 영향을 미친다는 증거를 찾아볼 수 있습니다.

## 알츠하이머병과 치매

치매는 종종 "긴 작별 인사"라고 불리는데, 치매는 일반적으로 죽을 때까지 수년 동안 환자와 그 가족에게 엄청난 피해를 주기 때문입니다.

알츠하이머병은 아마도 시간이 지남에 따라 악화되고 기억, 사고 및 행동에 영향을 미치는 병으로 가장 잘 알려져 있으며 가장 흔한 형태의 치매일 것입니다.

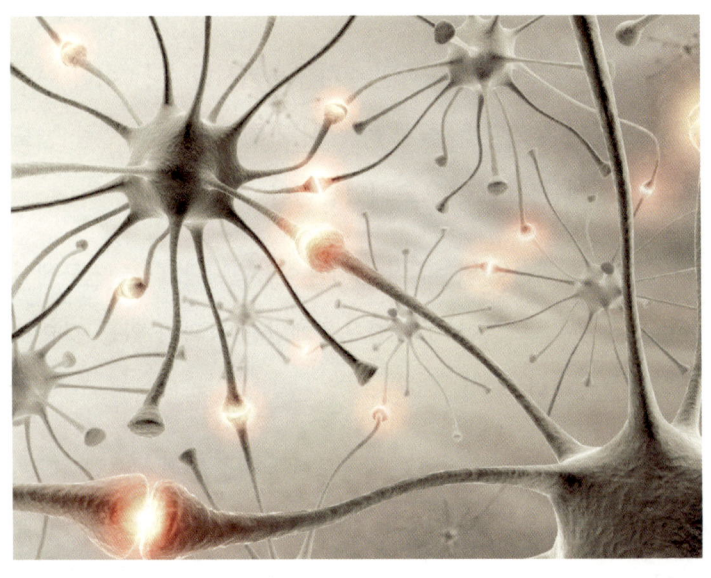

국립보건원(National Institutes of Health)은 5백만 명 이상의 미국인이 알츠하이머병을 앓고 있는 것으로 추정합니다. 30대부터 시작될 수 있는 조기 발병 알츠하이머병의 발병율이 증가하고 있지만 대부분은 60세 이상입니다.

커큐민은 치매 환자의 증상개선을 보장하며 알츠하이머병 환자와 그 가족에게 희망을 줍니다.

식사 때마다 커큐민과 강황 성분이 들어있는 식단을 가진 인도인들은 알츠하이머병 발병률이 다른 나라 사람들보다 훨씬 낮습니다. 실제로 인도의 70-79세 사이의 알츠하이머병 발병률은 커큐민과 강황이 표준 식단에 거의 포함되지 않는 미국의 알츠하이머병 발병률의 약 1/4에 불과합니다.

매우 흥미로운 것은 일부 연구에서 커큐민이 다음과 같은 효과를 나타내는 것으로 보고됩니다.

**새로운 뇌세포 성장 :** 최근까지 과학자들은 새로운 뇌 세포를 성장시키는 것이 불가능하다고 믿었지만, 과학적으로 검증된 새로운 뇌 세포 생성인 신경 발생의 발견으로 그 신화를 불식시켰습니다. 플로리다 대학의 연구원들은 커큐민이 특히 인간 두뇌의 기억 장소인 해마에서 새로운 뉴런의 생성을 자극한다는 사실을 확인했습니다.

**뇌 세포 보호 :** 최신 알츠하이머병 연구(Current Alzheimer's Research) 저널에 발표된 연구의 저자들은 뇌 세포 악화와 죽음을 예방하는 커큐민의 항산화 특성에 대해 열광했습니다. 사이토카인이라고 불리우는 염증 매개 물질은 알츠하이머 병을 촉진하는 역할을 담당하며 염증 유발 효소(COX-2)의 자연 생성을 억제하는 커큐민의 항염증 능력은 이러한 뇌 세포를 보호하는 데 도움이 될 수 있습니다.

**플라크와 신경섬유 엉킴 제거 :** UCLA의 과학자들은 알츠하이머의 특징인 플라크와 신경섬유 엉킴을 형성하는 베타-아밀로이드 단백질을 극복하는 능력 때문에 커큐민을 "항아밀로이드"라고 불렀습니다. 그들은 또한 알츠하이머병을 앓는 사람들이 뇌에서 염증 징후를 보이기 때문에 커큐민의 항염증 특성이 그 문제를 해결할 수도 있다는 점에 주목했습니다. 또 다른 UCLA 동물 연구에 따르면 커큐민 보충제는 플라크를 유발하는 것으로 여겨지는 물질을 43~45% 감소시켰습니다. 일부 연구자들은 커큐민이 플라크에 직접 결합하여 플라크를 제거한다고 설명했습니다.

**알츠하이머 환자의 기억력 향상 :** 흥미로운 점은 재향 군인 관리국(Veteran's Administration) 연구는 커큐민이 알츠하이머를 예방하고 질병의 진행을 늦출 뿐만 아니라 이미 질병으로 진단받은 사람들의 기억력을 실제로 향상시키는 여러 가지 방법을 탐구합니다.

의사가 이러한 뇌 관련 질병의 치료에서 커큐민을 복용하도록 권장할 가능성은 거의 없지만, 알츠하이머병에 걸려 있다면 저는 기꺼이 커큐민을 섭취하라고 할 것입니다.

## 당신이 알아야 할 것들

- 커큐민의 인상적인 항염증 효과는 뇌 화학의 균형을 잡고 우울증, 알츠하이머병, 치매의 극복에 강력한 도구가 된다는 것입니다.

- 커큐민은 항우울제인 플루옥세틴(Prozac™)과 시너지 효과를 발휘하는 것으로 임상 연구에서 입증되었으며, 이를 통해 치료를 위한 향상된 선택권이 제공됩니다.

- 커큐민은 알츠하이머병 환자의 기억력을 개선시키고 알츠하이머병의 기본 증상 일부를 호전시키거나 완화시킬 수 있습니다.

# Chapter. 9

# 관절염 및 관절통

사실상 우리 모두는 때때로 관절통이나 요통을 경험합니다. 경미한 단계에서는 휴식하거나 냉찜질 등의 대증요법으로 관절통이나 요통은 소멸됩니다. 하지만 호전되지 않는 경우도 있습니다.

매년 약 3천만 명이 관절통을 호소하여 병원을 방문합니다. 또 약 4천만 명은 요통으로 의료진을 찾아옵니다. 매년 류마티스 관절염 환자 150만 명, 통풍 환자 610만 명, 섬유 근육통 환자 500만 명, 골다공증과 골절 환자 150만 명까지 추가된다면 근골격계 질환의 심각성에 대하여 알게 될 것입니다.

장기간의 근골격계 통증은 전신에 영향을 미칩니다. 이러한 통증은 에너지를 소모하고 비만, 대사 장애, 심장병 및 암을 포함하여 그 자체로 수많은 부정적인 부작용이 있는 만성 스트레스를 유발합니다. 만성 통증은 종종 우울증과 관련이 있습니다. 끝없는 고통 앞에서 누가 우울하지 않겠습니까?

## 염증이 근본 원인입니다

관절 통증과 요통은 관절을 완충하는 연골(척추 사이 공간 포함, 요통 유발)이 악화되어 뼈와 뼈가 마찰을 일으켜 염증과 통증을 유발하는 가장 흔한 원인입니다. 이것은 부상으로 인해 발생할 수 있지만 대부분 40, 50, 60년 이상의 관절의 마모가 주 원인입니다.

골관절염(관절염의 마모 유형)은 나이가 들면서 반드시 생기는 것은 아니지만, 질병 예방과 통제 센터(Centers for Disease Prevention and Control)에 따르면 65세 이상인 고령자 중 50%가 골관절염 진단을 받습니다.

대부분 사례에서 첫 번째 치료법은 아스피린, 이부프로펜 또는 나프록센을 복용하는 것입니다. 그러나 이러한 약물치료는 치명적인 실수가 될 수 있습니다. 아스피린, 이부프로펜, 나프록센과 같은 NSAID(비스테로이드성 항염증제)와 소수의 처방약(Celebrex, Anaprox, Feldene, Voltaren)은 심각한 독성 문제를 일으켜 매년 200,000명의 미국인이 입원치료를 받게 되고 30,000명 이상 사망에 이르게 됩니다.  그러나 6천만 명 환자들이 정기적으로 복용하고, 의사들은 여전히 이러한 약물을 처방하고 있는 실정입니다.

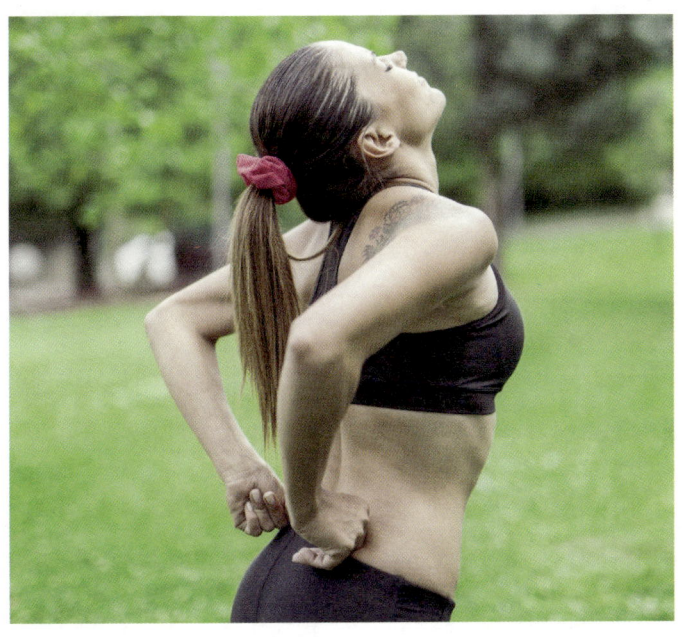

비스테로이드성 소염진통제(NSAID)는 COX-2라는 염증 유발 효소의 활성을 억제하여 염증을 완화합니다. 약물 효과는 우수하지만, 소화관과 혈관의 내벽을 보호하는 COX-1이라는 동반 효소도 억제됩니다. 따라서 COX-1 보호가 충분하지 않으면 궤양과 혈관 누출이 발생할 수 있습니다.

또한 NSAID는 신장 기능을 감소시켜 혈압과 체액 저류를 증가시키고 심장마비와 뇌졸중의 위험을 두 배 또는 세 배로 높일 수 있습니다. 통증 완화를 위해 치러야 할 큰 대가입니다. 통증과 염증을 효과적으로 줄이는 더 안전한 방법이 있습니다.

> NSAID는 때때로 급성 염증을 치료하는 데 좋습니다.
> 그러나 장기간 정기적으로 사용하면 치명적일 수 있습니다.

## 커큐민이 안전한 대안입니다.

커큐민과 그 강력한 항염증 특성이 이런 위험한 NSAIDs에 대해 강력하면서도 안전한 대안을 제공한다는 사실은 놀라운 일이 아닙니다. COX-1의 건강 수준에는 전혀 영향을 미치지 않습니다. 사실 2001년 Cancer Letters에 발표된 저희 연구팀의 연구에 따르면 커큐민은 COX-2 활성의 선택적 차단제이며 결장직장암 세포의 COX-1 수치에 영향을 미치지 않습니다. 커큐민은 신체의 염증 경로를 심각하게 방해하지 않고 조절한다는 점에서 NSAID와 다르게 작용합니다. 해당 연구 결과는 임상 연구에서 염증 감소가 위험과 부작용 없이 NSAID와 동등하거나 더 나은 것으로 나타났습니다!

염증은 통증을 유발하므로 염증을 완화하면 통증이 완화됩니다. 커큐민은 염증과 통증을 완화할 뿐만 아니라 실제로 마모된 연골을 재건하고 관절을 젊은 시절의 유연성으로 회복시키는 데 도움이 될 수 있습니다. 커큐민은 또한 염증으로 인한 산화 손상을 복구하는 데 실제로 도움이 될 수 있는 강력한 항산화제입니다.

커큐민은 의심할 바 없이 치유 효과를 보이는 성분으로서 뛰어난 작용을 보여주고 있으며, 질병 치유 식물 성분들 중에서 특별하며 인정받을 만한 가치가 있습니다. 약물은 인체에 해를 입히는 것이 아니라 치유를 제공해야 합니다. 약물은 생명을 빼앗는 것이 아니라 인간의 건강을 증진시켜야 합니다.

많은 사람들은 통증을 완화시키기 위한 자연 요법을 선호합니다. 부분적으로는 자연 요법이 대부분의 의약품보다 더 안전하다는 믿음 때문입니다. 하지만 이들은 어디에서 구할 수 있을까요? 부작용이 없고 신속하며 강력하게 통증을 제거할 수 있는 커큐민을 찾아보십시오. 커큐민의 진통작용에 대한 연구 결과는 매우 인상적입니다.

**염증 완화** : 커큐민으로 염증의 생물학적 지표를 최대 99%까지 감소시켜 만성 통증 환자를 완전하게 완화시켰고 염증으로

인한 다른 질병의 예방과 치료에 대한 강력한 치료를 제공하였습니다.

**연골 재생** : 커큐민은 염증을 줄이는 데 도움을 줄 뿐만 아니라 실제로 연골(관절 사이의 쿠션)의 파괴를 막아 관절염이 발생하거나 악화되는 것을 예방하는 데에도 도움을 줍니다. 다른 연구에서는 커큐민이 새로운 연골세포를 만드는데 도움을 줄 수 있다는 것을 보여주며, 한 때 불치의 퇴행성 질환으로 여겨졌던 것을 뒤집었습니다.

**통증 완화** : 이탈리아의 한 연구는 무릎 골관절염 진단을 받은 사람들이 커큐민을 복용했을 때 NSAIDs에 대한 필요성을 63%까지 줄일 수 있다는 것을 보여주었습니다. 이 연구에서 반가운 부작용으로 커큐민이 염증 수준이 높아 심장마비 위험성을 높이는 염증지표 단백질인 CRP의 혈중 수치를 16배 감소시킨 것으로 나타났습니다.

**류마티스 관절염** : 제 연구에 따르면 커큐민은 류마티스 관절염에 대해 가장 일반적으로 처방되는 NSAID 치료제보다 더 효과적이있으며 그 결과, 활성 류마티스 관절염이 있는 45명의 참가자에서 관절의 압통과 부종을 줄이는 데 디클로 페낙 나트륨(Voltaren)보다 뛰어난 성능을 보였습니다.

하루에 500mg의 고흡수성 커큐민과 강황 에센셜 오일을 혼합하여 볼타렌 50mg을 섭취한 참여자들은 부작용을 경험하지 않았다고 말했습니다. 실제로, 이러한 류마티스 관절염 시험의 약물 복용집단의 14%가 심각한 부작용으로 인해 시험참여를 중단해야 했습니다. 반면, 커큐민 복용군에서는 얼마나 많은 참여자들이 중도 탈락했을까요? 아무도 탈락하지 않았습니다.

우리는 또한 두 가지를 함께 복용한 사람들에게서 약간 더 많은 이점을 보았습니다. 이는 커큐민을 이러한 유형의 처방약과 함께 사용하는 데 문제가 없음을 보여줍니다.

2006년 애리조나 대학의 획기적인 연구에서는 커큐민이 자가면역 질환인 류마티스 관절염을 예방할 수 있다는 결과와 함께 커큐민의 우수한 소염작용에 대하여 보고되었습니다.

또 다른 연구에 따르면 커큐민은 적어도 류마티스 관절염에 일반적으로 처방되는 두 가지 진통제만큼 효과적이었습니다. 이러한 결과는 커큐민이 부작용없이 관절 통증을 치료하는 처방약보다 낫지는 않더라도 강력한 효과가 있는 항염증제라는 실질적인 증거가 됩니다.

## 당신이 알아야 할 것들

- 전통적인 의학에서는 생명을 위협하고 부작용을 일으킬 수 있는 비스테로이드성 소염제(NSAIDs)로 요통과 관절통을 치료하는 경우가 가장 많지만, 커큐민은 부작용 없이 동등하거나 더 큰 치료 효과를 제공하며, 대신 부작용 "이점"을 제공합니다.

- 커큐민은 연골조직 재생에 도움을 줄 수 있습니다.

- 커큐민은 류마티스 관절염을 예방할 수 있으며 질병에 걸린 사람들은 부작용 없이 커큐민을 복용함으로써 통증완화효과를 얻을 수 있습니다.

# Chapter. 10

# 비만 및 당뇨병

　제2형 당뇨병과 과체중 및 비만은 밀접한 관계를 가진 현대 사회의 골칫거리입니다. 이 끔찍한 질병과 부작용은 가공식품, 설탕 및 건강에 해로운 유형의 고지방식 섭취에 대한 직접적인 결과입니다. 이러한 질병(비만은 질병임)은 이미 우리 국민의 건강, 생산성 및 삶의 질 측면에서 큰 대가를 치르고 있습니다.

　현대 사회는 "음식(건강에 나쁜 음식도 포함)"이 그 어느 때보다 풍부합니다. 지나치게 가공된 식품, 정크 푸드(junk foods) 및 설탕이 함유된 청량음료는 비만아동 유병률을 17%까지 증가시켰으며 수십 년 동안 인류의 건강을 괴롭힐 보건 위기를 초래할 것으로 전망됩니다.

우리는 또한 과거의 전통 음식에는 포함되지 않았던 화학 물질과 조작된 성분을 섭취하고 있으며, 이는 비만과 당뇨 문제를 악화시킵니다.

건강한 음식 선택에 대한 우리의 관심 부족은 현대 사회의 질병으로 나타납니다. 우리는 이를 바꿀 수 있고 바꿔야 하는 것입니다.

## 비만

서구 사회에서 비만 유병률은 놀라운 정도로 급증했습니다. 미국 성인의 69%가 과체중에 해당되고, 35%는 비만에 해당됩니다. 특히 복부 주위에 축적된 체지방은 만성 염증의 원인으로 지목됩니다. 최근 연구는 고혈당, 고지방 식단이 면역 세포의 변화와 염증 반응을 증가시키는 것으로 보고되고 있습니다. 본 저서의 앞 장에서 언급되어 있듯이, 염증은 암과 당뇨병을 포함한 여러 질병의 근본 원인입니다.

일부 연구에서 커큐민을 "항지질제"라고 부르는데, 이는 커큐민이 지방 축적뿐만 아니라 염증, 산화적 스트레스에 저항한다는 것을 의미하며, 이는 비만의 치료와 예방에 중요한 역할을 할 수 있다는 것을 시사합니다.

**사실 당뇨병은 비만과 밀접한 관련이 있습니다** : 제2형 당뇨병으로 진단받은 환자의 86%가 과체중이거나 비만입니다. 2011년 영국 영양저널(British Journal of Nutrition)에 발표된 연구에 따르면 BCM-95™ 커큐민은 간 염증을 감소시켜 비만과 관련된 지방간 질환의 위험을 중화시키는 것으로 확인되었습니다.

여러 연구에서 커큐민이 혈당 조절을 개선시킬 수 있으며 체중감량 및 체지방 감소에 경미하지만 유의한 영향력을 미치는 것으로 나타났습니다. 그리고 더욱 중요한 사실은 커큐민이 보통 비만인들에게 낮게 검출되는 아디포넥틴이라고 불리는 단백질의 혈중 농도를 증가시킨다는 것입니다. 아디포넥틴 수치를 높이면 정상 체중이 돌아올 수 있습니다. 또한 커큐민은 과도한 지방세포에 대한 혈액 공급을 차단하여 그들의 크기와 수를 줄이는데 도움을 줍니다.

간단히 말해서, 우리 대부분은 여러 가지 이유로 체중을 조절해야 합니다. 커큐민은 체중 조절에 도움이 될 뿐만 아니라, 체중이 정상보다 조금 초과되더라도 당뇨병의 위험을 감소시켜 줍니다.

---

*비만과 당뇨병은 많은 암의 주요 요인입니다.*
*이 두 가지 조건을 통제할 수 있다면 암을 효과적으로 예방하거나*
*더 잘 관리할 수 있습니다.*

## 당뇨병

　제2형 당뇨병은 서구식 생활양식으로 인하여 나타나는 질병입니다. 한때 성인 발병 당뇨병으로 알려진 이 질병은 50세 이상 연령의 문제로 간주되었습니다. 당뇨병 환자에 대해 배불뚝이 성인이 TV 앞에 앉아 좋아하는 청량음료를 들고 감자칩을 우적우적 씹는다는 고정관념이 있었습니다. 어떤 경우에는 이런 내용이 사실일 수도 있지만, 단지 식탐에서 초래된 결과라고 생각하는 것은 해로운 일입니다. 일부 사람들은 지난 수십 년 동안 저지방을 섭취하고, 고탄수화물식을 멀리할 것에 대하여 강조했기 때문에 자신이 건강한 식단을 섭취하고 있는 것으로 믿고 있을 것입니다.

　이제 제2형 당뇨병은 열악한 음식 선택, 패스트푸드, 변형 콩, 가공 치즈버거, 다량의 정제 탄수화물 및 1갤런의 가당 소다로 인해 자라난 10대들이 당뇨병에 이환될 수 있습니다. 이제 당뇨병은 고콜레스테롤, 30대의 발기부전, 40대의 관상동맥우회술·신부전을 유발하는 질환입니다

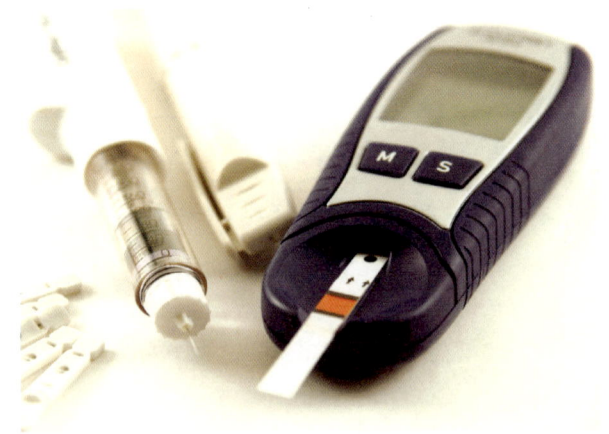

제1형 당뇨병은 소아들에게 주로 나타나며 음식 속의 천연당을 적절히 처리할 수 있는 충분한 양의 인슐린이 췌장에서 생성되지 않는 질병입니다. 반면에 제2형 당뇨병은 거의 생활습관 질환입니다. 췌장에서 생성된 인슐린이 인체 조직에서 포도당을 제대로 활용하지 못하는 것이 특징입니다. 이를 인슐린 저항성이라고 합니다. 미국 당뇨병 협회가 발표한 바에 의하면 미국 인구의 9.3%인 2,910만 명의 미국인들이 당뇨병을 앓고 있다고 합니다. 안타깝게도, 830만 명 이상의 미국인들이 건강에 큰 영향을 미치는 이 질병을 자신이 앓고 있다는 사실을 모르고 있습니다. 또 다른 8천6백만명의 미국인들이 "당뇨 전 단계"로 간주되는데, 이는 혈당 조절에 이상이 있다는 것을 의미합니다.

설상가상으로 65세 이상의 미국인 중 25.9%가 당뇨병을 앓고 있으며 매년 170만 건의 새로운 환자가 진단되고 있습니다. 당뇨는 미국에서 7번째 주요 사망 원인입니다. 주의할 점은 2형 당뇨병에 걸린 사람들의 대다수가 비만이라는 것입니다. 놀랍게도 미국의 당뇨병 환자 수는 비만 증가와 함께 지난 20년간 76%나 증가했습니다. 제가 몇 단락 언급한 수치를 다시 한번 말씀드리겠습니다.

**왜냐하면 그것은 매우 중요하기 때문입니다 :** 제2형 당뇨병으로 진단받은 사람들의 86%가 과체중이거나 비만입니다.

당뇨병은 혈당검사, 식이 제한, 당뇨약 등 다양한 부작용으로 살아가야 합니다. 하지만 그것은 빙산의 일각에 불과합니다.

## 치명적인 합병증

당뇨병의 합병증은 치명적입니다.

- 65세 이상 당뇨병 환자의 68%가 심장병이 사망원인으로 보고되고 있습니다.

- 고혈압은 당뇨병 환자의 67%에서 보고되며, 당뇨병이 있는 사람은 심장질환이나 뇌졸중으로 사망할 확률이 일반 사람보다 2~4배 높습니다.

- 실명환자의 새로운 케이스는 29~74세의 당뇨병 환자입니다.

- 당뇨병으로 인한 신장 부전이 전체 신규 환자의 44%를 차지합니다. 최근 통계에 따르면 2008년에 당뇨병으로 말기 신장질환을 앓고 있는 20만2,000명 이상이 투석을 받거나 신장 이식 수술을 받았다고 알려져 있습니다.

- 당뇨병 환자의 60~70%가 신경손상을 경험하여 남성의 발기부전을 일으키는 경우가 많습니다.

- 당뇨병은 순환장애를 일으켜 2008년 당뇨병 환자의 하반신 절단 수술이 6만5,700건 시행되었습니다.

- 당뇨병은 23만1000명 이상이 사망하는 원인이 되고 있다.

현재 과학은 일반적으로 당뇨병이 비만과 마찬가지로 염증성 질환이라는 사실을 인정하고 있습니다.

당신이 짐작하듯이 당뇨병에도 커큐민의 활약을 볼 수 있습니다. 커큐민이 당뇨에 효과적이라고 확인된 연구 결과는 다음과 같습니다.

**간에서 포도당 생성 감소** : 일본 연구에 따르면 커큐민은 간에서 포도당 저장 형태의 자연 생성을 감소시키는 능력이 있음을 보여줍니다. 이 저장 형태는 건강한 사람의 경우 포도당 수준을 일정하게 유지하기 위해 췌장의 인슐린 생성과 균형을 이룹니다.

**적혈구에서 포도당 유지** : 과학자들은 적혈구를 당뇨병과 유사하게 처리한 다음 단 24시간 동안 커큐민에 노출시켰습니다.

**결과** : 커큐민은 당 처리 측면에서 세포를 정상화하고 동맥폐쇄를 초래하는 지방 소구체의 형성을 방해했습니다.

**당뇨병 발병 예방** : Columbia University 연구에 따르면 당뇨병과 비만에 이환된 생쥐에게 매일 커큐민을 투여할 경우, 커큐민을 투여받지 않은 쥐보다 혈당 장애, 인슐린 저항성 및 본격적인 당뇨병이 나타날 가능성이 적었습니다.

**커큐민은 혈당을 낮추고 인슐린을 증가시킴** : 인도 연구원들은 커큐민이 혈당을 낮추고 혈류의 인슐린을 증가시키며(즉, 기존 인슐린이 적절하게 사용됨을 의미), 심장병을 나타내는 동맥의 지방 침착으로부터 보호하는 특히 강력한 항산화제를 함유하고 있음을 발견했습니다.

**상처 치유 촉진** : 당뇨병 환자들은 상처 치유 능력이 종종 손상되어 감염과 절단으로 이어지기 때문에 커큐민은 당뇨병 환자에게 특히 중요한 상처 치유 과정을 돕습니다.

**신장 보호** : 또한 당뇨병 환자에게 취약한 신장을 보호하고 당뇨병 환자에게 흔한 합병증인 녹내장과 백내장을 예방하는 데 도움이 되는 것으로 밝혀졌습니다.

**당뇨병 호전** : 당뇨병과 관련된 커큐민에 대한 가장 흥미로운 연구 중 하나는 2008년 이집트에서 시행된 연구로서 커큐민을 사용한 골수 이식 치료가 쥐의 당뇨병을 호전시킨다는 것입니다. 연구자들은 커큐민의 항염증 및 항산화 특성을 이용한 골수 이식이 인슐린 생산 세포를 재생하는 능력을 향상시킨다는 이론을 세웠습니다. 우리는 임상 연구 결과를 곧 얻을 수 있기를 기대하고 있습니다.

**증거는 매우 분명합니다** : 커큐민은 우리 시대의 가장 치명적인 질병 중 하나에 대해 지대한 영향을 미칩니다. 작용 경로는 매우 다양하며 당뇨병의 여러 합병증에도 효과적입니다. 아직 의사들이 모든 당뇨병 환자에게 커큐민을 복용하라고 말하지는 않지만, 이는 최신연구 경향을 반영하지 않고 있는 것입니다.

제가 당뇨에 이환되었다면, 저는 커큐민으로 치료를 받겠습니다. 저는 당뇨가 없지만, 커큐민은 여전히 저의 보조 요법의 필수품입니다.

### 당신이 알아야 할 것들

- 비만과 2형 당뇨병은 서로 관련이 있습니다. 둘 다 지방 축적, 염증, 산화적 스트레스로 인한 질병입니다.

- 커큐민은 많은 질병에서 볼 수 있듯이 염증과 싸울 뿐만 아니라 지방의 축적과 산화스트레스를 퇴치하는데도 완벽한 방법입니다.

- 커큐민은 아디포넥틴의 체중조절, 혈당 조절, 인슐린 생성 조절, 간 내 포도당(글리코겐) 생성 감소, 적혈구 내 포도당 생성 억제, 상처 치유 촉진, 신장 보호, 제2형 당뇨병 발병을 막을 수 있으며 경우에 따라서는 상황을 역전시킬 수 있습니다.

# Chapter. 11

# 심장병

    심장병은 서구 세계에서 1위 사망원인이므로 심장과 동맥을 보호하고 심장질환을 예방하거나 치료하는데 도움이 되는 모든 영양소는 환영받습니다. 바로 커큐민이 심장과 동맥을 보호하는 영양소입니다. 커큐민의 심장 보호 효과는 당뇨병까지 동반된 경우 더욱 중요해집니다. 심장병은 당뇨병의 가장 흔한 혈관 합병증이고 새로 진단되는 당뇨병 환자의 수는 매년 급격히 증가하고 있으며 2010년에는 미국 성인에서 거의 2백만 건의 새로운 사례가 보고되었습니다. 2011년에는 모든 형태의 암을 합친 것보다 많은 787,000명이 심장병으로 사망했습니다. 또한 심장병은 미국 여성 사망 1위이지만 여성 5명 중 1명만이 그 암울한 사실을 알고 있습니다. 과학계에서는 심장 질환이 염증에 의해 유발된다는 것을 오랫동안 알려져 있었으며, 항염증 작용이 탁월한 커큐민의 심장병 보호효과는 널리 인정되어 왔습니다.

## 동맥 청결 유지

동맥이 막히면 심장마비와 뇌졸중에 걸릴 위험성이 높아집니다. 지방 침착물(플라크라고 함)은 동맥을 좁게 만들고 혈류를 감소시키며 순환계를 통해 혈액으로 이동되어 동맥을 경화시켜 심장이 과도하게 일하게 만듭니다.

시간이 지나면 이러한 축적으로 동맥이 완전히 차단되어 심장마비나 뇌졸중을 일으킬 수 있습니다.

처음 이 과정을 일으키는 원인은 무엇일까요? 이는 염증 반응의 결과입니다. 동맥혈관벽이 자극을 받고 틈이 생기고 늘어나면서 염증이 생기고, 염증은 혈관벽의 추가 손상을 유발합니다. 신체가 그러한 손상을 감지하고 긴급 대응반을 현장에 보냅니다. 긴급 대응반은 백혈구, 칼슘 및 콜레스테롤로 구성되어 있습니다. 그들은 손상된 혈관부위에 침전됩니다. 긴급 대응반이 처리해야할 부분이 많을수록 혈관은 좁아집니다. 따라서 콜레스테롤은 그 자체로 심장병의 원인이 아니며 실제 원인인 염증 반응의 결과에 동원된 물질일 뿐입니다.

일반적으로 HDL 콜레스테롤의 혈중 농도가 높을수록 오히려 심장을 보호하는 효과가 나타납니다. 커큐민은 동맥 혈관의 세포를 포함하여 인체 세포에서 지방성분을 제거하는 데 도움이 되는 HDL, 즉 "좋은" 콜레스테롤의 혈중농도를 높입니다. 또한 혈액 세포의 점착성을 감소시켜 혈전을 예방합니다.

커큐민을 사용하면 HDL 콜레스테롤이 빠르게 증가할 수 있습니다. 인도의 한 연구에 따르면 하루 500mg을 일주일 동안 복용한 지원자의 좋은 콜레스테롤(HDL) 혈중농도는 29% 증가된 것으로 나타났습니다.

다른 연구에서는 커큐민이 실제로 동맥혈관벽에 지방 침착물을 축적하도록 신체에 신호를 보내는 유전자에게 후성 유전적 변화를 일으킬 수 있다고 제안합니다. 혈관벽에 지방을 침착시키는 유전자의 활동이 중단되면 동맥을 깨끗하게 할 수 있습니다.

## 호모시스테인 및 CRP 혈중 농도 감소

호모시스테인은 인체에 자연적으로 존재하는 아미노산입니다. 호모시스테인이 혈류에 정상 수준보다 높게 축적되기 시작하면 혈관 내벽을 자극합니다. 호모시스테인은 동맥의 경화 및 협착을 증가시키고 혈액 응고를 유발할 수 있으며 심장 질환의 위험을 증가시키며, 호모시스테인의 높은 혈중 농도는 심장마비, 뇌졸중 및 알츠하이머병을 예측할 수 있는 지표로 사용될 수 있습니다. CRP(C-반응성 단백질)는 인체에 염증이 존재한다는 신호 중 하나입니다. CRP는 염증성 손상이 발생하면 간에서 생성됩니다. CRP의 혈중 농도가 높다는 것은 동맥벽에 손상이 있음을 추정할 수 있습니다. 손상된 동맥벽은 동맥경화증을 초래합니다. 커큐민은 동맥벽 세포를 이완시키고 동맥 경화를 감소시키며 혈액이 더 자유롭게 흐르도록 하여 혈전을 용해하고 플라크 축적을 예방하고 동맥혈관내 플라크의 제거에 도움이 됩니다.

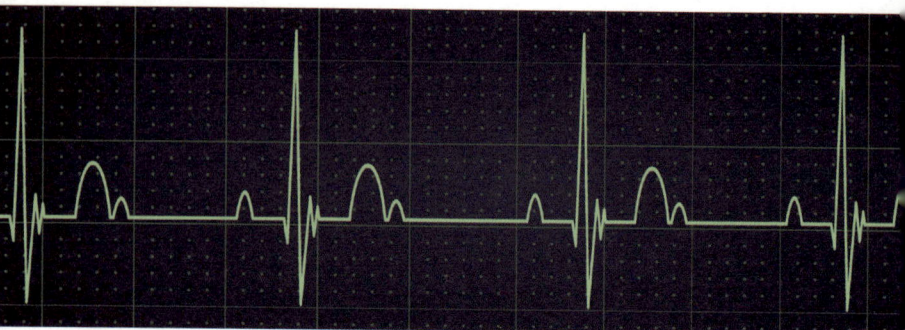

## 심부전 되돌리기

심부전은 심장 근육이 인체의 나머지 부분으로 충분한 혈액을 보내지 못할 때 발생합니다. 심부전은 일반적으로 시간이 경과함에 따라 서서히 악화되어 나타나는 질병입니다. 심장 근육 기능 약화로 심장은 산소가 풍부한 혈액을 전신으로 보내는 능력을 상실하여 폐, 간, 위장관, 팔 그리고 다리에 체액 축적이 나타납니다.

이러한 산소 부족은 주요 장기를 손상시켜 결국 사망에 이르게 합니다. 2016년 인도의 한 연구소에서 시행된 동물 연구결과에 따르면 커큐민은 심장 근육이 두꺼워지는 것을 방지하여 심장 근육에 흉터 조직이 발생하는 것을 예방하고 쇠약해진 심장이 정상적인 펌프 능력으로 돌아갈 수 있도록 도와준다는 것입니다.

캘커타 대학교(University of Calcutta)의 연구자들은 커큐민이 후성 유전적 변화를 일으켜 저용량의 고흡수성 뿌리줄기가 심부전 증상을 개선시키는 데 효과가 있다고 보고했습니다.

다른 동물 연구에 따르면 커큐민은 특히 심부전에 걸리기 쉬운 당뇨병 환자의 심장 기능이 악화되는 것을 예방한다는 것입니다. 심부전은 때때로 심장마비를 앓은 후 초래되는 결과이며 당뇨병, 갑상선 질환, 알코올, 약물 남용 및 후천성 면역결핍증(AIDS)으로 인해 발생할 수도 있습니다.

심부전은 높은 고도(10,000피트 이상의 높이)로 이동하거나 지속적으로 심한 운동을 하는 경우에도 발생할 수 있습니다.

## 뇌졸중 예방과 뇌졸중 손상 방지

뇌졸중에는 두 가지 주요 원인이 있습니다. 가장 흔한 것은 뇌혈관으로 운반된 혈전이고 두 번째는 뇌혈관의 파열입니다. 이 장의 앞부분에서 살펴보았듯이 콜레스테롤 축적, 호모시스테인 및 CRP 수치 상승, 심지어 울혈성 심부전까지도 뇌졸중과 심장마비의 위험 요인입니다. 뇌졸중은 심혈관 질환이므로 뇌졸중은 심장마비와 유사한 "뇌마비" 입니다. 우리는 이미 커큐민이 이러한 모든 상태에 대해 강력한 예방과 치유 특성을 가지고 있다는 것을 알고 있습니다.

뇌졸중은 거의 필연적으로 뇌 세포를 손상시킵니다. 그러나 흥미로운 새 연구에 따르면 뇌졸중이 발생 후 3시간 이내에 응급실에서 커큐민이 정맥을 통해 뇌졸중 환자에게 투여될 경우 뇌 세포 재생을 돕는 메커니즘을 보호하여 혈액-뇌 장벽을 통과할 수 있기 때문에 뇌졸중이 진행되는 동안 뇌 손상을 최소화할 수 있다고 보고됩니다. 불행하게도 미국 병원에서는 커큐민의 정맥투여가 뇌졸중 환자에 대한 표준요법이 아니지만 이러한 연구는 커큐민의 엄청난 가능성을 보여줍니다.

심장, 뇌 및 심혈관계를 보호하는 커큐민의 능력은 매우 인상적입니다. 이장에서 논의된 심장 질환을 치료하는 데 일반적으로 사용되는 약물을 고려하십시오. 고지혈증 치료제인 스타틴 약물(Lipitor, Crestor 및 유사약물)만 해도 갑작스런 심부전으로 사망하는 등 부작용으로 인한 건강상의 위험이 매우 큽니다. 심장병에 대해 콜레스테롤의 책임을 추궁하는 것은 피부가 벗겨진 무릎 상처 보호를 위해 사용된 붕대를 탓하는 것과 같습니다. 따라서 이러한 약물은 생각만큼 심장마비를 예방하는 데 효과적이지 않습니다. 그렇기 때문에 커큐민과 같이 매우 효과적일 뿐만 아니라 우수하고 안전한 프로파일을 가진 영양소를 사용하는 것이 오히려 합리적인 선택입니다.

커큐민은 자연스럽고 안전합니다. 커큐민을 복용하는 사람들 중 하루에 10g 또는 그 이상의 매우 많은 양을 섭취할 때 가벼운 배탈을 겪는 경우가 가끔 있었습니다. 하지만 오늘날의 혁신기술로 인해 커큐민의 생체 흡수율이 개선되어 더 이상 하루 10g의 커큐민을 먹을 필요가 없습니다. 게다가 최고 품질의 제품도 매우 저렴합니다. 뭘 더 바라겠습니까?

## 당신이 알아야 할 것들

- 커큐민의 항염증 효과는 심장병 치료를 위한 매우 중요한 요소가 되어야 합니다.

- 커큐민은 HDL "좋은" 콜레스테롤을 높여 동맥혈관 세포에서 지방성분을 제거하고 혈액 세포의 점착성을 감소시켜 비정상적인 혈전을 예방합니다.

- 커큐민은 염증성 CRP와 호모시스테인의 혈중 농도를 감소시켜 심장질환의 위험을 감소시킵니다.

- 커큐민은 울혈성 심부전을 되돌리고 뇌졸중과 뇌졸중으로 인한 뇌손상의 위험성을 줄이는 것으로 나타났습니다.

# Chapter. 12

## 소화 장애

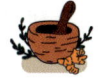

커큐민은 항염증 효과 때문에 여러 가지 소화기 질환을 치료하는 데 그 가치를 입증해 왔습니다. 소화 장애는 경미한 소화 불량에서부터 과민성 대장 증후군 및 체강 질병과 같은 비교적 가벼운 질병과 궤양성 대장염 및 대장암과 같은 생명을 위협하는 질병에 이르기까지 다양합니다.

저의 연구는 일반적으로 대장직장암에 초점을 맞추었으며 종종 소화 장애의 다른 측면도 살펴보았습니다. 물론, 대장직장암은 소화기 질환이지만 이전 장에서 특정 유형의 암에 대한 커큐민의 모든 특성을 적절하게 다루었다고 생각합니다. 매년 6,200

만 명의 미국인이 일종의 소화 장애 진단을 받습니다. 설사부터 변비, 경련, 팽만감, 통증에 이르기까지 복잡하고 예측할 수 없는 고통스러운 문제의 집합인 과민성 대장 증후군은 대부분 진단되지 않고 환자의 약 75%가 치료를 전혀 받지 않습니다.

대장직장암은 매년 약 150,000명의 사람들의 목숨을 빼앗고 궤양성 대장염, 체강 및 크론병은 140,000명의 미국인들의 삶을 고통스럽게 만듭니다. 간 질환은 소화 과정에서 간이 중요한 역할을 하기 때문에 이 범주에 포함됩니다.

## 커큐민의 구출 작전

염증은 모든 소화 장애의 주요 요인이기 때문에 커큐민은 예상대로 많은 소화 문제를 예방하고 치료하고 치유하는 데 매우 효과적입니다. 약초학자들은 커큐민을 쓴맛의 소화제로 여기고 있는데, 이것은 커큐민이 소화를 돕고 간기능을 돕는다는 것을 의미합니다. 이는 또한 간에서 담즙 생성을 촉진하고 지방을 소화시키는 능력을 향상시킵니다. 다음은 다양한 소화 장애 목록과 커큐민이 도움을 주는 방법에 대한 내용입니다.

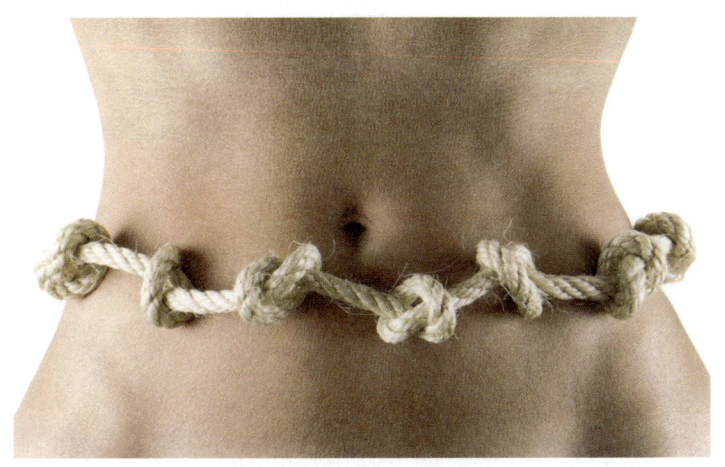

**과민성 대장 증후군**: 과민성 대장 증후군은 복부 경련, 팽만감 및 가스가 혼합된 설사와 변비 사이에서 오락가락하는 불쾌한 증후군입니다. 위스콘신 의과 대학의 연구는 커큐민의 항염증 능력을 더 잘 이해하는 데 도움이 됩니다. 커큐민은 소화관의 염증 부위에 영양을 공급하기 위해 추가적인 혈관의 성장을 막습니다. 이것은 혈관신생의 한 형태인데, 앞서 암에서의 역할에 대해 다룬 바가 있습니다.

**크론병**: 휴스턴의 MD 앤더슨 암 연구원은 일반적으로 대장 및 소장에 영향을 미치는 염증성 질환인 크론병을 비롯한 많은 질병에 대해 "근본으로 돌아가서" 커큐민의 항염증 효과를 활용할 것을 권장합니다. 크론병과 궤양성 대장염은 때때로 염증성 장 질환이라고 합니다.

**궤양성 대장염 :** 현재까지 커큐민 연구에서 드물게 인간을 대상으로 한 일본 연구는 커큐민 보충제가 질병의 재발을 예방하고 심각한 출혈, 결장 파열, 탈수 및 간 질환과 같은 부작용을 줄이는 안전한 방법임을 시사합니다.

**대장암 :** 이미 커큐민의 항암 특성을 자세히 조사했지만 여기서 다시 언급할 가치가 있습니다. 미국 건강 재단(American Health Foundation)의 획기적인 연구에 따르면 커큐민은 악성 결장 종양이 발생하는 과정을 방해하여 위험해지기 전에 멈추게 합니다.

**가족성 선종성 용종증 :** Clinical Gastroenterology and Hepatology 저널에 발표된 연구에서 가족성 선종성 용종증(FAP)으로 알려진 하부 장에 유전된 형태의 전암성 용종을 앓고 있는 5명의 환자에게 평균 6개월 동안 정기적으로 커큐민과 케르세틴(양파와 마늘에서 발견되는 또 다른 강력한 항산화제)을 투여했더니 평균 폴립 수는 60.4%, 평균 크기는 50.9% 감소했다고 보고되었습니다.

**간 손상 :** 흥미로운 핀란드 동물 연구는 쥐에게 높은 알코올 섭취를 시뮬레이션한 식단을 먹였는데 동시에 커큐민을 투여한 동물들은 일반적으로 알코올 중독과 관련된 간 손상의 징후가 없었습니다. 연구자들은 커큐민이 염증과 조직 사멸을 담당하

는 NFkB라는 분자를 차단한다고 이론화했습니다. 또 다른 연구에 따르면 간 70%가 제거된 동물은 커큐민의 도움으로 24시간 만에 새로운 간 조직의 재생을 얻을 수 있었습니다.

**기타 소화 문제 :** 커큐민과 위장 질환에 대한 연구는 꽤 인상적이지만 다른 더 많은 연구가 있습니다. 또한 광범위한 연구에서는 위궤양 및 소화성 궤양, 담석 및 담낭 염증 치료에 대한 가치를 확인할 수 있습니다.

커큐민은 다양한 소화 장애의 치료, 예방과 진행을 막는 놀라운 결과로 염증과 싸우는 데 상당한 가치가 있음을 다시 한번 증명합니다. 잠재적으로 치명적인 질병인 간 질환의 치료 및 예방하는 효과는 더욱 두드러집니다.

## 당신이 알아야 할 것들

- 커큐민의 항염증 효과는 다양한 소화장애 예방과 치료에 도움을 줍니다.

- 과민성 대장증후군 환자에게 커큐민은 대장 염증 부위에 대한 혈액 공급을 줄여 완화할 수 있습니다.

- 커큐민은 또한 가족성 선종성 용종증으로 알려진 하부 장에서 전암성 용종의 성장을 멈추는 것으로 나타났습니다.

- 동물 연구에 따르면 커큐민은 과도한 알코올 사용으로 인한 손상으로부터 간을 보호하고 새로운 간 조직을 성장시키는 데 도움이 됩니다.

# Chapter. 13

# 의료 실무자에게 보내는 메시지

　대부분의 저자들은 자신의 저서나 논문의 저작권을 보호하고 판매하거나 수수료를 지불하지 않는 한 책 내용을 복사 및 배포하는 것을 금지합니다. 본 저서의 이 장은 매우 다릅니다. 해당 정보는 매우 중요하므로 널리 배포되는 것도 좋습니다. 적어도 적어도 이 장에 관한 한, 저는 저작권에 대해서는 개의치 않습니다. 저는 또한 의사와 다른 의료 종사자들이 매우 바쁘다는 것을 알고 있습니다. 그들이 본 저서처럼 생명을 구하거나 환자의 삶의 질을 향상시키는 데 도움이 될 수 있는 일부 정보가 포함되어 있을지라도 책 전체를 읽을 가능성은 거의 없습니다. 저는 의사들이 종종 천연 약제에 대해 회의적이며 어떤 주제에 대한 자체 연구 조사를 수행하지 않은 경우 이러한 제제가 생명을 구할 수 있음에도 불구하고 환자를 천연 약제로부터 멀어지게 하려는 경향이 있다는 것을 알고 있습니다.

그래서 저는 본 저서의 가장 중요한 요소에 대한 아주 짧은 요약집을 만들었습니다. 자유롭게 복사하는 것을 권장합니다. 이를 여러분의 담당의사나 다른 의료 종사자에게 제시하고 10분 동안 해당 페이지를 읽어보라고 요청하십시오.

### 친애하는 선생님께,

선생님의 환자는 제 축복과 허락을 받아 이 장의 사본을 선생님께 드렸습니다. 저와 발행인은 본 저서의 장을 자유롭게 제공함으로써 광범위한 암의 예방과 치료에 있어 커큐민의 가치에 대한 중요한 정보가 널리 유포될 수 있도록 했습니다.

저는 20년 이상 커큐민의 화학 예방과 치료 특성을 연구해 왔습니다. 저는 보완 및 대체 의학의 건강상의 이점을 포함하여 건강과 암의 다양한 측면에 대한 200 건의 연구를 발표했습니다.

저는 커큐민이 사실상 부작용 없이 암을 예방, 치료 및 치유할 수 있는 광범위한 이점을 제공할 수 있다고 확신합니다. 물론 저는 커큐민의 이점을 조사하는 유일한 연구원은 아닙니다.

커큐민의 의학적 이점에 관한 8,200건 이상의 연구가 발표되었으며 대부분은 지난 15년 이내에 이루어졌습니다. 커큐민과 암에 대하여 PubMed(pubmed.gov에서 제공)라는 국립 보건원(NIH)의 전자 데이터베이스를 검색하면 이 글을 쓰는 시점에서 3,132개의 결과가 나옵니다. 이러한 연구 중 많은 부분이 잘 구성되어 있으며 커큐민 요법에 대한 자연 의학의 과학적 장점을 강조하고 있습니다.

간단히 말해서, 이는 커큐민에 대한 연구들, 암 세포에 대한 영향 및 암 세포들을 지배하는 유전자들에 대한 연구결과들입니다.

### 소염제

커큐민은 과학에 알려진 가장 강력한 식물 기반, 자연 발생 소염 물질 중 하나입니다. 다량 섭취해도 부작용이나 독성은 사실상 없습니다. 참고로, 제 고향 인도의 암 발생률은 매우 낮습니다. 이는 주로 커큐민(강황)과 약효가 있는 다른 향신료의 보편적인 식이 섭취 때문일 수 있습니다.

**커큐민은 다음과 같은 소염작용을 보여줍니다 :**

- COX-2 및 NF-Kappa B 염증 경로를 억제하여 만성 염증을 예방합니다.

- 염증성 아라키돈산 생성을 억제하는 활성산소 분자를 제거해 줍니다.

- 사이토카인 생성을 제어합니다.

- 단백질 키나아제를 포함한 다른 효소의 생성을 늦추거나 멈추게 합니다.

## 후성유전학

후성유전학은 비교적 새로운 과학 분야로서 암의 유전자 발현을 조사하고 생활습관과 환경변화가 보다 건강하고 균형 잡힌 유전자 발현을 회복시켜 암을 예방하고 치료할 수 있다는 것을 확인시켜줍니다.

**커큐민은 후성유전학 측면에서 다음과 같이 작용합니다 :**

- 암을 확산시키는 중요한 유전자의 발현을 조절하는 데 도움이 됩니다.

- 대기 종양 억제 유전자를 재활성화하고 종양 촉진 유전자를 다운사이클링합니다.

- 암을 유발하는 유전자의 성장과 행동을 제어하는 많은 miRNA의 발현을 조절합니다.

## 세포자멸사, 혈관신생, 전이

프로그램된 세포사멸, 암세포에게 영양공급을 위해 나타나는 혈관신생 예방, 전이 예방은 오늘날 모든 형태의 암 치료에 필수적입니다.

### 커큐민은 다음과 같은 역할을 담당합니다 :

- 다양한 경로를 통해 세포사멸을 유도합니다.

- 혈관신생 억제제보다 혈관신생 신호 경로를 더 효과적으로 억제합니다.

- 암 확산을 조절하는 EGFR 및 VEGF 경로를 억제합니다.

- 전이를 방지하는 천연약물입니다.

- 췌장, 간, 대장 등 말기 암의 전이를 포함한 염증 경로를 차단합니다.

## 암 줄기세포

암 줄기세포는 치료 후 몇 달 혹은 심지어 몇 년 후에 재발하는 데 큰 역할을 담당합니다.

> **커큐민은 암 줄기세포에 대하여 다음과 같이 작용합니다 :**
>
> - 신호 전달 경로를 방해하고, 다른 암세포와의 통신을 방지하며, 재발을 방지합니다.
> - 암줄기세포를 사멸시키는 화학요법의 능력을 향상시킵니다.

## 내화학성

제 경험상, 거의 모든 암환자들은 치료 주기의 어느 시점에 항암제에 대한 저항성을 갖게 됩니다.

> **커큐민은 다음과 같이 내화학성을 감소시킵니다 :**
>
> - 내화학성 극복에 도움을 주어 항암화학요법 약물의 효능을 높입니다.
> - 암세포 생존 메커니즘을 중화합니다.

## 화학 증감제

커큐민은 암세포를 항암치료에 "개방" 시킵니다.

**커큐민은 다음과 같이 항암제에 대하여 암세포를 증감시킵니다 :**

- 암세포와 암줄기세포를 다양한 화학요법 약물에 민감하게 만듭니다.

- 5-FU를 포함한 일반적으로 사용되는 화학요법제의 효과를 개선시킵니다.

- 유방암에 사용되는 이리노테칸, FOLFOX, 젬시타빈, 셀레콕시브, 파클리탁셀 등과 진행성 대장암 치료에 사용되는 여러 약물의 효능을 높입니다.

- 유방, 대장, 췌장, 위, 간, 혈액, 폐, 전립선, 방광, 자궁경부, 난소, 두경부암 등 다양한 암에서 항암제의 효능을 향상시킵니다. 여기에는 수술이 불가능한 것으로 간주되는 진행성 암이 포함됩니다.

- 항암 줄기세포를 극복하기 위해 miRNA를 활성화시킵니다.

- 화학요법과 방사선으로부터 건강한 장기, 특히 간, 신장, 심장 및 구강 점막을 보호합니다.

- 삶의 질을 높이고 생존 시간을 늘립니다.

### 통합 치료

커큐민은 다른 많은 자연 물질들과 함께 시너지 효과를 발휘합니다.

> **커큐민은 다음과 같이 자연물질들과 함께 작용합니다:**
>
> - 항암화학요법의 효과를 높이고 방사선 및 항암제로 인한 손상으로부터 주변 조직을 보호합니다.
> - 보스웰리아, 오메가-3 지방산, 비타민D, 레스베라트롤, 녹차 등 다양한 천연물질과 함께 사용할 경우 효과가 향상됩니다.

하버드와 매사추세츠 종합병원의 연구에 따르면 커큐민을 포함한 칵테일의 효과가 "잠재적인 항종양" 효과를 가지며 화학요법과 방사선 치료의 독성을 줄이면서 모든 종류의 치료법의 효과를 높일 수 있다고 합니다.

**칵테일의 재료:** 커큐민, 올레산(올리브유), 실리비닌(밀크 엉겅퀴), EGCG(녹차), 켐페롤(파, 녹차를 포함한 많은 음식에서 발견), 멜라토닌, 엔테로락톤(식물 리그난), 위다페린 A(아유르베다 허브) 및 레스베라트롤(적포도로부터 추출).

커큐민은 다음과 같은 종류의 암에 효과가 있는 것으로 연구되었습니다.

- 대장
- 유방
- 췌장
- 간
- 폐
- 흑색종
- 뼈
- 다른 많은 종류의 암
- 다발성 골수종
- 전립선
- 두경부암
- 만성 골수성 백혈병
- 뇌(교모세포종)
- 담낭
- 림프종

## 기타 염증성 질환

커큐민은 최소한 부분적으로 항염증 특성이 있기 때문에 다양한 다른 질병에 대한 효과적인 약물로 검증되었습니다.

그 중 암 외에도 다음과 같은 질병이 있습니다.

- 비만
- 당뇨병
- 우울증
- 심장병
- 관절염 및 만성 통증
- 치매 및 알츠하이머병
- 크론병, 궤양성 대장염, 과민성 대장증후군, 가족성 선종성 용종증, 알코올성 간손상 등 소화장애

### 모든 커큐민이 동등하게 생성되지는 않는다.

여기서 강황과 커큐민의 차이점 및 다양한 유형의 커큐민 제형 차이점에 주목하는 것이 중요합니다. 강황은 매일 많은 양을 사용할 경우 확실한 건강상의 이점을 가진 요리용 향신료입니다. 한편, 커큐민은 강황 뿌리줄기에서 제대로 추출될 경우 생체 이용률이 높고 치료 효과가 뛰어납니다. 요약하면, 강황은 향신료이고 커큐민은 강황 향신료에 존재하는 천연 약물입니다. 또한 모든 커큐민 추출물이 동일한지 종종 질문을 받습니다. 간단하게 답변하자면, "아니오" 입니다. 커큐민 제형들은 생체 흡수율이 확인되어야 하며, 강황 뿌리줄기로부터 커큐민이 추출되는 과정에서 사용된 거칠고 유독한 화학 물질이 포함된 것은 아닌지 살펴보면서 추출물의 품질에 주의하여 선택하는 것이 중요합니다.

저의 연구에서 독점적으로 사용된 BCM-95™ 제형은 무독성 방법을 사용하여 추출되었으며 오늘날 시장에 나와 있는 모든 커큐민 추출물 중 생체 이용률이 가장 높은 것으로 잘 연구되어 있는 제품입니다. 해당 제품은 생체 흡수성이 높고 치료 효과가 있으며 아유르베다 의학의 전통적인 원칙에 따라 제조되었습니다. 저는 환자들이 커큐민을 사용하도록 권장할 뿐만 아니라 암과 기타 광범위한 염증성 질환을 치료하는 데 가장 치료 효과가 있는 제형을 찾을 것을 강력히 권고합니다.

## 결론

제 생각에 커큐민은 암을 예방하고 치료하며 잠재적으로 치유할 수 있는 가장 흥미로운 물질 중 하나입니다. 커큐민은 700개 이상의 유전자에 영향을 줄 뿐만 아니라 100개 이상의 다른 세포 경로에도 영향을 미칩니다. 여러 연구에서 커큐민은 고용량에서도 독성을 나타내지 않으며 모든 암을 안전하게 치료할 수 있는 것으로 확인되었습니다.

여기서 제시된 간략한 설명은 더 많은 것을 배우고자 하는 여러분의 욕구를 자극했을 수 있습니다. 만약 그렇다면, 저는 여러분이 본 저서를 구해서 직접 조사해보기를 권합니다.

환자들, 특히 암환자들을 위해 무기고에 커큐민을 추가해주시길 바랍니다.

*이 메시지를 들어 주셔서 감사합니다.*

*에이 고밀 박사였습니다*

# Chapter. 14

## 집에 가져갈 메시지

　저는 엄청나게 뛰어난 사람이 아닙니다. 저는 과학자이고 여러분이 예상할 수 있듯이 제가 일종의 괴짜라는 것을 인정합니다. 연구실에서 끝없는 시간을 보내며 연구의 모든 세부 사항을 찾고, 모든 각도에서 관찰하고, 적극적으로 결점을 찾습니다. 이것이 제가 의학이 아직 생각하지 못한 방식으로 치유를 가져올 수 있는 커큐민의 잠재력에 대해 매우 흥분되는 이유입니다. 본 저서를 쓰기 시작했을 때 저는 커큐민이 암을 공격하는 방법에 대한 모든 개념을 여러분에게 알려줄 수 있을 것이라고 생각했습니다.

- 염증
- 후성유전학
- 세포자멸사
- 혈관신생
- 전이
- 암 줄기세포
- 내화학성
- 화학요법 강화
- 암과 방사선요법 시 조직손상 보호

제 편집장은 만약 제가 노골적으로 커큐민의 놀라운 장점들을 첫 장에서 모두 말해버렸다면, 저는 뱀 기름 판매원(사기꾼)으로 낙인찍히게 될 것이고, 독자들은 제 신뢰를 의심하게 될 것이고, 커큐민의 항암 효과에 대한 과학적 증거들을 문서화하는 후속 장들을 읽지 않을 것이라고 경고했습니다.

하지만 여러분이 저의 설명을 읽고 과학적 입증자료를 함께 검토했으므로 커큐민이 지금까지 알려진 다른 약물들과는 달리 심각한 부작용 없이 다방면에서 암을 공격하는 작용을 한다는 사실을 깨닫게 되었을 것입니다. 또한, 현대 의학의 다양한 암 치료법들은 도움이 되는 만큼 해도 많이 끼치는 것으로 확인되었지만, 커큐민은 그렇지 않다는 것도 확인했을 것입니다.

커큐민은 암을 공격하고 극복하기 위해 과학, 제약 또는 천연물질 분야에 알려진 다른 어떤 물질과도 다르게 작용합니다.

그래서 이제 우리는 여러분의 암 예방요법에 커큐민을 포함시키는 가장 좋은 방법들을 살펴봐야 합니다. 그리고, 만약 여러분이 암 진단을 받았다면, 우리는 다양한 방법으로 암을 대상으로 하는 제제들을 살펴볼 것입니다.

## 생체 이용률 VS 생체 활성

많은 연구들이 커큐민의 낮은 생물학적 가용성을 강조합니다. 이는 인체가 커큐민이 제공하는 영양분과 건강상의 혜택에 쉽게 접근할 수 없다는 것을 의미합니다. 간단히 말해서, 우리는 커큐민이 소화관을 통해 혈액으로 흡수되는 것에 대해 이야기하고 있습니다.

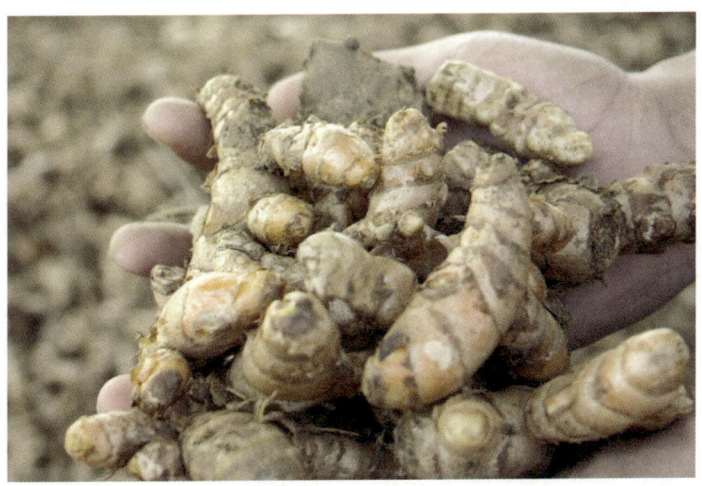

커큐민이 혈액에서 검출될 수 있기 때문에 잘 흡수되지 않는다는 논란에도 불구하고 수천 건의 발표된 연구에서 암을 포함

한 광범위한 질병을 치료하고 예방하는 데 커큐민의 효과가 확인되었습니다. 이는 커큐민이 아스피린처럼 작용하지 않는다는 것을 암시합니다. 물 한 컵과 함께 삼킬 수 없으며 문제를 해결해 줍니다. 즉, 다른 방식으로 작동해야 합니다. 우리가 확실히 알고 있는 것은 커큐민이 효과가 있다는 것입니다!

낮은 혈중 커큐민 수치는 전혀 문제가 되지 않습니다.

> **커큐민이 혈류에 다량으로 나타나지 않는 네 가지 기본적인 이유가 있습니다.**
>
> 1. 낮은 수용성
> 2. 소화관을 통한 흡수 불량
> 3. 커큐민 섭취 후 신진대사 전환으로 혈액 내 검출이 어려움
> 4. 다양한 신체조직의 세포단백질에 커큐민이 결합되어 혈류에서 커큐민이 덜 순환하게 됨

### 낮은 수용성

낮은 수용해도는 소화기암, 특히 결장직장암의 경우 문제가 되지 않습니다. 커큐민은 음식이 흡수되는 방식과 동일하게 소화관을 따라 흡수되기 때문입니다. 이 작업에는 물이 필요하

지 않습니다.

커큐민은 지용성입니다. 입으로 섭취하면 뇌에서 커큐민이 검출되는데, 이는 뇌 질환 예방과 치료 효과를 부분적으로 설명할 수 있습니다.

다른 새로운 연구에 따르면 모체 커큐민 분자가 여기에서 가장 중요한 부분이 아닐 수도 있습니다. 아이가 부모보다 더 강해지는 경우입니다. 연구에 따르면 커큐민은 간에서 처리될 때 여러 구성 요소로 분해되며 각 구성 요소에는 고유한 이점이 있습니다. 커큐민의 대사 산물 중 일부는 자체적인 항종양 및 항염증 효과가 있어 암과 기타 질병에 대한 효과가 추가됩니다.

또한 많은 커큐민 성분이 아직 존재하는지 확인하기 위해 혈액을 검사할 때 신체에서 이미 사용(대사)되었을 수도 있습니다. 또한 그 중 일부는 수용성으로 알려져 있으며 혈액 검사에서 나타나지만 더 이상 커큐민으로 인식되지 않습니다.

### 최고의 생체 가용성

여기에서는 특정 커큐민 제품을 추천하지는 않겠지만, 제가 연구에서 사용한 한 가지 커큐민 제형이 있습니다. BCM-95™는 흡수율이 50~60%에 불과한 일반 커큐민 보충제보다 생체 이용률이 훨씬 높습니다. 이것은 혈액 검사에서 커큐민의 흡수를 볼 수 있음을 의미합니다.

BCM-95™ 추출 공정은 수백 년 된 Ayurveda 시스템을 기반으로 하는 강황의 에센셜 오일과 커큐민을 혼합하므로 제품이 모두 천연 추출물입니다. 이들의 생체 이용률이 7~10배 더 높은 것으로 나타났으며 연구에 따르면 표준 커큐민보다 순환계에서 더 오래 유지됩니다. 더 높은 생체 이용률을 주장하는 커큐민 제품이 있지만 그것의 지방 코팅은 합성입니다. 또한, 강황 에센셜 오일에는 자체 항암제이며 커큐민의 활동을 증가시키는 것으로 밝혀진 터메론이 포함되어 있다는 점에 유의하는 것이 매우 중요합니다.

한 연구에 따르면 BCM-95™에는 이중 피크 작용이 있습니다. 1시간 이내에 인간 피험자의 혈류에 나타나 짧은 시간 동안 떨어졌다가 다시 상승합니다. 4.5시간 후, 8시간 후에도 혈액에서 계속 검출 가능합니다. 즉, 흡수될 뿐만 아니라 일반적으로 2시간 이내에 소멸되는 다른 어떤 커큐민 보충제보다 시스템에 훨씬 오래 남아 있습니다.

BCM-95™ 제형은 쉽게 흡수되고 커큐민의 효과를 높이는 화합물(투메론)을 포함하기 때문에 분명히 우수합니다. 잘 설계된 여러 연구에서 BCM-95™ 커큐민이 측정 가능한 건강상의 이점을 제공한다는 사실이 확인되었기 때문에 저는 모든 연구에서 이를 사용했습니다. 또한 CuraMed™라는 브랜드 이름으로 미국에서 사용할 수 있는 가장 임상적으로 연구되고 강화된 흡수성 커큐민 중 하나입니다.

## 결론

암에 걸린 적이 있는 사람은 의사가 환자에게 "완치"되었다고 선언하는 것을 극도로 꺼린다는 것을 알고 있습니다. 그러나 이는 모든 환자와 모든 가족 구성원이 듣고 싶어하는 말입니다. 네, 우리는 의사들이 환자가 암이 없는 상태가 된 지 5년 또는 10년이 지난 후에 환자가 관해 상태이거나 심지어 장기간 관해 상태라고 말할 것이라는 것을 알고 있습니다. 하지만 많은 의사와 환자들은 암의 그림자가 다시 만연할 수 있다고 느끼고 있습니다. 그들은 옳습니다. 때때로 그렇습니다.

그러나 저는 오늘 우리가 커큐민이 실제로 암을 예방하고 심지어 일부 말기 암에 걸린 환자를 치료할 수 있는 시대가 다가오고 있음을 담대하게 말합니다. 더 많은 연구가 필요하지만 암 치료에 대한 커큐민의 효과는 이미 반복적으로 검증되었습니다.

지금 우리는 커큐민이 거의 모든 종류의 암에 걸린 사람들이 암 진단을 받았을 때 예상했던 것보다 더 오래, 때로는 훨씬 더 오래 살 수 있게 해준다고 자신 있게 말할 수 있습니다.

암 치료는 지극히 개인적인 선택입니다. 저는 암에 걸린 사람들이 본 저서에 대해 담당의사와 상의하고 모든 과학적 증거를 검토한 후 커큐민이 그들에게 적합하다고 결정하기를 권합니다.

 기존의 적극적인 주류 치료법을 선택하든 이러한 치료를 피하기로 결정하든, 커큐민은 건강에 중요한 역할을 할 수 있습니다. 일반적으로 화학 요법과 방사선을 포함하는 기존 치료법과 함께 커큐민을 선택하는 사람들은 인체를 파괴할 수 있는 기존치료법의 부작용으로부터 건강한 조직을 보호하면서 이 치료법의 효과를 향상시키고 있음을 확신할 수 있습니다.

 참고로 암 진단을 받았고 의사가 커큐민이 해로울 수 있는지 또는 기존 치료법과 부정적인 상호 작용을 하는지 확실하지 않은 경우 제13장을 복사하여 담당의사에게 검토하도록 권장하십시오. 짧고 간결하며 모든 걱정을 불식시켜 버릴 것입니다. 그러나 건강을 유지하고자 하는 사람들(누가 그렇지 않겠습니까?)에게 가장 중요한 것은, 커큐민은 거의 모든 유형의 암뿐만 아니라 당뇨병, 심장병, 비만, 알츠하이머병, 우울증, 소화기 장애, 관절염 및 관절통을 포함한 기타 쇠약하게 하는 질병에 대한 효과적인 예방을 한다는 점입니다.

 커큐민은 후성 유전적, 환경적 및 생활 방식의 원인으로 인해 이러한 질병에 대해 저울이 기울어지는 것을 방지할 수 있습니다.

이러한 질병에 걸릴 위험이 있다는 것을 알고 있다면 즉시 고품질 커큐민 제제를 복용하십시오.

여기에서 제가 언급한 질병으로 진단을 받았다면 고품질 커큐민 보충제의 혜택을 받을 것이라고 굳게 믿습니다.

암 진단을 받고 치료를 받으셨다면 암줄기세포가 다시 활동하여 암이 재발하는 것을 방지하기 위해 커큐민을 평생 복용하고 매일 꾸준히 복용하시기를 강력히 권유합니다.

본 저서의 앞부분에서 언급했듯이 저는 인도계이며 당뇨병에 대한 가족 경향이 있음을 알고 있습니다. 저는 특히 여행을 할 때 식단을 주의 깊게 살펴보고 매일 커큐민을 빠짐없이 섭취합니다. 나는 평생 동안 계속 그렇게 할 것입니다.

*여러분도 그렇게 하시길 바랍니다.*

# 참고문헌

## 제1장. 우리가 왜 암과의 전쟁에서 지고 있는가

Cancer statistics:

1950 Mortality Data-CDC/NCHS, NVSS, Mortality Revised. 2002

Mortality Data: US Mortality Public Use Data Tape, 2002, NCHS, Centers for Disease Control and Prevention, 2004

http://www.csicop.org/si/show/war_on_cancer_a_progress_report_for_skeptics/

http://www.cancerresearchuk.org/cancer-info/cancerstats/world/incidence/#By

Simmons, D. Epigenetic Influence and Disease. Nature Education 2008;1(1):6.

## 제2장. 암은 염증성 질환이다

Jurenka, JS. Anti-inflammatory Properties of Curcumin, a Major Constituent of Curcuma longa: A Review of Preclinical and Clinical Research. Alternative Medicine Review 2009 Jun:14(2):141-53.

Lim J, Iyer L, et al. Diet-Induced Obesity, Adipose Inflammation, and Metabolic Dysfunction Correlating with Par2 Expression Are Attenuated by PAR2 Antagonism. The FASEB Journal 2013;27(12):4757.

Gregor MF, Hotamisligil GS. Inflammatory Mechanisms in Obesity. AnnualReview of Immunology 2011;29:415-45. Review.

Lumeng CN, Saltiel AR. Inflammatory Kinks Between Obesity and Metabolic Disease. Journal of Clinical Investigations 2011;121(6):2111-2117.

Howe LR, Subbaramaiah K. Molecular Pathways: Adipose Inflammation as a Mediator of Obesity-Associated Cancer. Clinical Cancer Research. 2013 Nov 15;19(22):6074-83.

Hursting SD, DiGiovanni J, et al. Obesity, Energy Balance and Cancer: New Opportunities for Prevention. Cancer Prevention Research. 2012;5:1260-72.

## 3장. 커큐민: 본론으로 돌아가기

Barres R et al. Acute Exercise Remodels Promoter Methylation in Human Skeletal Muscle. Cellular Metabolism 2012;15:405-11.

Goel A, Kunnumakkara AB et al. Curcumin as "Curecumin" : From Kitchen to Clinic. Biochemistry Pharmacology 2008 Feb 15;75(4):787-809. Epub 2007 Aug 19.

Jurenka JS. Anti-inflammatory Properties of Curcumin, a Major Constituent of Curcuma longa: a Review of Preclinical and Clinical Research. Alternative Medicine Review 2009 Jun;14(2):141-53.

## 4장. 후성유전학: 잠자는 유전자를 깨우기

Toden S, Goel A. The Importance of Diets and Epigenetics in Cancer Prevention: A Hope and Promise for the Future? Alternative Therapies in Health and Medicine 2014; 20(suppl 2):6-11.

Barres R et al. Acute Exercise Remodels Promoter Methylation in Human Skeletal Muscle. Cellular Metabolism 2012:15;405-11.

Reuter S, Goel A et al. Epigenetic Changes Induced by Curcumin and Other Natural Compounds. Genes and Nutrition 2011 May;6(2):93-108. doi:10.1007/s12263-011-0222-1.

Wang Z, et al. Broad targeting of angiogenesis for cancer prevention and therapy. Seminars in Cancer Biology (2015) Dec;35 Suppl:S224-43. doi: 10.1016/j.semcancer.2015. 01.001. Epub 2015 Jan 16.

Shanmugam MK, Rane G et al. The Multifaceted Role of Curcumin in Cancer Prevention and Treatment. Molecules 2015 Feb 5;20(2):2728-69. doi: 10.3390/molecules20022728.

## 5장. 암의 시작, 유지 및 확산 방법

Bhandarkar SS, Arbiser IL. Curcumin as an Inhibitor of Angiogenesis. Advances in Experimental Medicine and Biology. 2007;595:185-95.

Bandyopadhyay D. Farmer to Pharmacist: Curcumin as an Anti-Invasive and Anti-metastatic Agent for the Treatment of Cancer. Frontiers in Chemistry 2014 Dec 23;2:113.

doi: 10.3389/fchem.2014.00113. eCollection 2014.

Koff J, Ramachandiran S et al. A Time to Kill: Targeting Apoptosis in Cancer. International Journal of Molecular Sciences 2015;16:2942-2955. doi:10.3390/ijms16022942.

## 6장. 암이 재발하는 것을 막아라

Goel, A and Aggarwal, BB. Curcumin, the Golden Spice From Indian Saffron, Is a Chemosensitizer and Radiosensitizer for Tumors and Chemoprotector and Radioprotector for Normal Organs. Nutrition and Cancer 2010;62(7);919-930.

Kim YS, Farrar W et al. Cancer Stem Cells: Potential Target for Bioactive Food Components. Journal of Nutritional Biochemistry 2012;23:691-698.

Norris L, Karmokar A et al. The Role of Cancer Stem Cells in the AntiCarcinogenicity of Curcumin. Molecular Nutrition and Food Research 2013;57;163-167.. Doi 10.1002/mnfr.201300120.

Saha S, Adhikary A et al. Death by Design: Where Curcumin Sensitizes Drug-resistant Tumours. Anticancer Research 2013;32:2567-2584.

Li Y, Zhang T. Targeting Cancer Stem Cells by Curcumin and Clinical Applications. Cancer Letters 2014;346:197-205.

Kakarala M, Brenner D et al. Targeting Breast Stem Cells with the Cancer Preventive Compounds Curcumin and Piperine. Breast Cancer Research and Treatment 2010 Aug ;122(3):777-85. doi: 10.1007/s10549-009-0612-x. Epub 2009 Nov 7.

Kim YS, Farrar W et al Cancer Stem Cells: Potential Target for Bioactive Food Components. Nutritional Biochemistry. 2012 Jul;23(7):691-8. doi: 10.1016/j.jnutbio.2012.03.002.

Kakarala M, Brenner DE et al. Targeting Breast Cancer Stem Cells with the Cancer Preventive Compounds Curcumin and Piperine. Breast Cancer Research and Treatment. 2010 Aug;122(3):777-85. doi: 10.1007/s10549-009-0612-x. Epub 2009 Nov 7.

Shakibaei M, Goel A et al. Curcumin Enhances the Effect of Chemotherapy Against Colorectal Cancer Cells by Inhibition of MF-kB and Src Protein Kinase Signalling Pathways. PLoS One. 2013;8(2):e57218. doi: 10.1371/ journal.pone.0057218. Epub 2013 Feb 22.

## 7장. 통합 치료로서의 커큐민

Toden S, Goel A et al. Curcumin Mediates Chemosensitization to 5-fluorouracil through miRNA-induced Suppression of Epithelial-tomesenchymal Colorectal Cancer. Nutrition and Cancer, 2010:62:7;919-930.

Goel A, Aggarwal BB. Curcumin, the Golden Spice from Indian Saffron, Is a Chemo-sensitizer and Radiosensitizer for Tumors and Chemoprotector for Normal Organs. Carcinogenesis 2015 Mar;36(3):355-67. doi: 10.1093/ carcin/bgv006.

Toden S, Goel A et al . Novel Evidence for Curcumin and Boswellic Acid Induced Chemo-prevention through Regulation of miR-34a and miR-27a in Colorectal Cancer. Cancer Prevention and Research 2015 Feb 23. pii: canprevres.0354.

Frenkel M, Abrams D et al. Integrating Dietary Supplements Into Cancer Care. Integrative Cancer Therapies 2013;12(5):369-384.

Toden S, Goel A et al. Novel Evidence for Curcumin and Boswellic AcidInducted Chemo-prevention through Regulation of miR-34A and miR-271 in Colorectal Cancer. Cancer Prevention Research 2015 May;8(5): 431-43. doi:10.1158/1940-6207.CAPR-14-0354. Epub 2015 Feb 23.

Sethi S, Li Y et al. Regulating miRNA by natural agents as a new strategy for cancer treatment. Current Drug Targets 2013 Sep;14(10):1167-74.

Siddiqui RA, Harvey KA et al. Characterization of Synergistic Anticancer Effects of Docosa-hexaenoic Acid and Curcumin on DMBA-induced Mammary Tumorigenesis in Mice. Biomed Central Cancer 2013 Sep 13;13:418. doi: 10.1186/1471-2407-13-418.

Wang Z, Dabrosin C et al. Broad Targeting of Angiogenesis for Cancer Prevention and Therapy. Seminars in Cancer Biology 2015 Jan 16. pii: S1044-579X(15)00002-4. doi: 10.1016/j.semcancer .2015.01.001.

Kunnumakkara AB, Guha S et al. Curcumin Potentiates Anti-tumor Activity of Gemcitabine in an Orthotopic Model of Pancreatic Cancer through Suppression of Proliferation, Angiogenesis, and Inhibition of Nuclear factor-kappaB-regulated Gene Products. Cancer Research 2007 Apr 15;67(8):3853-61.

Shakibaei N, Goel A et al. Curcumin Potentiates Anti-tumor Activity of 5-fluorouracil in a 3D Alginate Tumor Microenvironment of Colorectal Cancer. Biomed Central Cancer 2015 Apr 10; 15:250. doi: 10.1186/ s12885-015-1291-0.

Patel VB, Misra S, et al. Colorectal Cancer: Chemopreventive Role of Curcumin and Resveratrol. Nutrition and Cancer 2010 Oct;62(7):958-67.

Xu G, Ren G et al. Combination of Curcumin and Green Tea Catechins Prevents Dimethylhydrazine-induced Colon Carcinogenesis. Food and Chemical Toxicology 2010 Jan;48(1):390-5.

Bartik L, Whitfield GK et al. Curcumin: A Novel Nutritionally Derived Ligand of the Vitamin D Receptor with Implications for Colon Cancer Chemoprevention. Journal of Nutritional Biochemistry 2010 Jan;48(1):390-5. doi: 10.1016/j.fct.2009.10.027.

## 8장. 우울증, 알츠하이머 및 치매

Sanmukhani J, Goel A et al. Efficacy and Safety of Curcumin in Major Depressive Disorder: A Randomized Controlled Trial. Phytotherapy Research 2014 Apr;28(4):579-85. doi: 10.1002/ptr.5025.

Lopresti AL, Maes M et al. Curcumin and Major Depression: A Randomised, Double-blind, Placebo-controlled Trial Investigating the Potential of Peripheral Biomarkers to Predict Treatment Response and Antidepressant Mechanisms of Change. European Neuropharmacology 2015Jan;25(1):38-50. doi: 10.1016/j.euroneuro.2014.11.015.

Choudhary KM, Mishra A et al. Ameliorative Effect of Curcumin on Seizure Severity, Depression Like Behavior, Learning and Memory Deficit in Post-pentylenetetrazole-kindled Mice. European Journal of Pharmacology 2013 Mar 15;704(1-3):33-40. doi: 10.1016/j.ejphar.2013.02.012.

Feng HL, Fan H et al. Neuroprotective Effect of Curcumin to A[Beta] of Double Transgenic Mice with Alzheimer's Disease. Zhonggup Zhong Yao Za Zhi 2014 Oct;39(19):3846-9. (Article in Chinese.)

Ringman JM, Frautschy SA, et al. A Potential Rose of the Curry Spice Curcumin in Alzheimer's Disease. Current Alzheimer's Research. 2005 Apr; 2(2):131-136.

Yang F, Lim GP et al. Curcumin Inhibits Formation of Amyloid Beta Oligomers and Fibrils, Binds Plaques and Reduces Amyloid in Vivo. Journal of Biological Chemistry. 2005 Feb 18;280(7):5892-901. Epub 2004 Dec 7.

Michra S, Palanivelu K. The Effect of Curcumin (Turmeric) on Alzheimer's Disease: An Overview. Annals of Indian Academy of Neurology Jan;11(1):13-9. Doi: 10.4103/0972-2327.40220.

## 9장. 관절염 및 관절 통증

Chandran B, Goel A. A Randomized, Pilot Study to Assess the Efficacy and Safety of Curcumin in Patients with Active Rheumatoid Arthritis. Phytotherapy Research 2012 Nov;26(11):1719-25. doi: 10.1002/ptr.4639.

Goel A, Boland CR. Specific Inhibition of Cyclooxygenase-2 (COX-2) Expression by Dietary Curcumin in HT-29 Human Colon Cancer Cells. Cancer Letters. 2001 Oct. 30; 172(2):111-8.

Antony B, Kizhakedath R et al. Clinical Evaluation of an Herbal product (Rhulief™) in the Management of Knee Osteoarthritis. Abstract 316. Osteoarthritis Cartilage. 2011 ;19(S1):S145-S146.

Belcaro G, Dugall M et al. Meriva②+Glucosamine Versus Condroitin+Glucosamine in Patients with Knee Osteoarthritis: An Observational Study. European Review for Medical and Pharmacological Sciences 2014; 18(24):3959-63.

Nonose N, Pereira JA et al. Oral Administration of Curcumin (Curcuma longa) Can Attenuate the Neutrophil Inflammatory Response in ZymosanInduced Arthritis in Rats. Acta cir-rgica brasileira 2014 Nov; 29(11):727-34.

Rao TS, Basu N et al. Anti-Inflammatory Activity of Curcumin Analogues. Indian Journal of Medical Research. 1982 Apr;75:574-8.

Funk JL, Frye JB et al. Efficacy and Mechanism of Action of Turmeric Supplements in the Treatment of Experimental Arthritis. Arthritis and Rheumatology. 2006 Nov;54 (11):3452-64.

Joe B, Nagaraju A et al. Mass-Spectrometric Identification of T-kininogen I/thiostatin as an Acute-phase Inflammatory Protein Suppressed by Curcumin and Capsaicin. PLoS One 2014 Oct 9;9(10):e107565. doi: 10.1371/ journal.pone.0107565. eCollection 2014.

## 제10장. 비만과 당뇨병

Lerav V, Freuchet B et al. Effect of Citrus Polyphenoland Curcumin-Supplemented Diet on Inflammatory State in Obese Cats. British Journal of Nutrition 2011 Oct;106 Suppl 1:S198-201. doi: 10.1017/S0007114511002492.

Uysal KT, Wiesbrock SM et al. Protection from Obesity-induced Insulin Resistance in Mice Lacking TNF-alpha Function. Nature 1997; 389:610-14.

Na LX, Yan BL et al. Curcuminoids Target Decreasing Serum Adipocytefatty Acid Binding Protein Levels in Their Glucose-Lowering Effect in Patients with Type 2 Diabetes. Biomedical and Environmental Sciences. 2014 Nov;27(11):902-6. doi: 10.3967/bes2014.127.

Qian Y, Zhong P et al. A Newly Designed Curcumin Analog Y20 Mitigates Cardiac Injury via Anti-Inflammatory and Antioxidant Actions in Obese Rats. PLoS One 2015 Mar 18;10(3):e0120215. doi: 10.1371/journal.pone.0120215. eCollection 2015.

Ghorbani Z, Hekmatdoost A et al. Anti-hyperglycemic and Insulin Sensitizer Effects of Turmeric and its Principle Constituent Curcumin. International Journal of Endocrinology and Metabolism 2014 Oct 1;12(4):e18081. doi:10.5812/ijem.18081. eCollection 2014.

Rashid K, Sil PC. Curcumin Enhances Recovery of Pancreatic Islets from Cellular Stress Induced Inflammation and Apoptosis in Diabetic Rats. Toxicology and Applied Pharmacology 2015 Feb 1;282(3):297-310. doi: 10.1016/ j.taap.2014.12.003.

Cruz-Correa M, Shoskes DA et al. Combination Treatment with Curcumin and Quercetin of Adenomas in Familial Adenomatous Polyposis. Clinical Gastroenterology and Hepatology. 2006 Aug;4(8):1035-8. Epub 2006 Jun 6.

Marquardt JU, Gomez-Quiroz L et al. Curcumin Effectively Inhibits Onco-genic NF-Kappa-B Signaling and Restrains Stemness Features in Liver Cancer. Journal of Hepatology. 2015 Sep;63(3):661-9. doi: 10.1016/j.jhep.2015.04.018. Epub 2015 May 1.

## 11장. 심장병

Soni KB, Kuttan R. Effect of Oral Curcumin Administration on Serum Peroxides and Cholesterol Levels in Human Volunteers. Indian Journal of Physiology and Pharmacology. 1992 Oct;36(4):273-5.

Ramaswami G, Chair H et al. Curcumin Blocks Homocysteine-induced Endothelial Dysfunction in Porcine Coronary Arteries. Journal of Vascular Surgery 2004 Dec;40(6):1216-22.

Shar BH, Nawaz Z. Inhibitory Effect of Curcumin, a Food Spice from Turmeric, on Platelet-activating Factorand Arachidonic Acid-mediated Platelet Aggregation Through Inhibition of Thromboxane Formation and $Ca^{2+}$ signaling. Biochemical Pharmacology 1999 Oct 1;58(7):11 67-72.

Fujiwara H1, Hosokawa M. Curcumin Inhibits Glucose Production inIsolated Mice Hepatocytes. Diabetes Research and Clinical Practice. 2008 May;80(2):185-91. doi: 10.1016/j.diabres.2007.12.004. Epub 2008 Jan 24.

Yang FW, Liu C et al. Effects of Three Kinds of Curcuminoids on AntiOxidative System and Membrane Deformation of Human Peripheral Blood Erythrocytes in High Glucose Levels. Cellular Physiology and Biochemistry. 2015;35(2):789-802. doi: 10.1159/000369738. Epub 2015 Jan 30.

Maithilikarpagaselvi N, Sridhar MG. Curcumin Prevents Inflammatory Response, Oxidative Stress and Insulin Resistance in High Fructose Fed ale Wistar Rats: Potential Role of Serine Kinases. Chemico-Biological Interactions. 2015 Dec 20;244:187-194. doi: 10.1016/j.cbi.2015.12.012. [Epub ahead of print]

Ray A, Rana SA et al. Improved Bioavailability of Targeted Curcumin Delivery Efficiently Regressed Cardiac Hypertrophy by Modulating Apoptotic Load within Cardiac Microenvironment. Toxicology and Applied Pharmacology 2016 Jan 1;290:54-65.

Zhao J, Zhao Y et al. Neuroprotective Effect of Curcumin on Transient Focal Cerebral Ischemia in Rats. Brain Research 2008 Sep 10;1229:224-32.

Tummalapalli M, Berthet M, Composite Wound Dressings of Pectin and Gelatin with Aloe Vera and Curcumin as Bioactive Agents. International Journal of Biological Macromolecules. 2016 Jan;82:104-13. doi: 10.1016/ j.ijbiomac.2015.10.087. Epub 2015 Nov 1.

Najafi H, Changizi Ashtiyani S. Therapeutic Effects of Curcumin on the Functional Disturbances and Oxidative Stress Induced by Renal Ischemia/Reperfusion in Rats. Avicenna Journal of Phytomedicine. 2015 Nov-Dec;5(6):576-86.

El-Azab MF, Attia FM. Novel Role of Curcumin Combined with Bone Marrow Transplantation in Reversing Experimental Diabetes: Effects on Pancreatic Islet Regeneration,

Oxidative Stress and Inflammatory Cytokines. European Journal of Pharmacology 2011;658:41-48.

## 12장. 소화 장애

Gupta SC, Patchva S et al. Therapeutic Roles of Curcumin: Lessons Learned from Clinical Trials. American Association of Pharmaceutical Scientists Journal 2013 Jan ;15(1):195-218. doi: 10.1208/s12248-012-9432-8.

Bundy R, et al. Turmeric Extract May Improve Irritable Bowel Syndrome Symptomology on Otherwise Healthy Adults: A Pilot Study. Journal of Alternative and Complementary Medicine 2004 Dec;10(6):1015-8.

Kumar A, Purwar B et al. Effects of Curcumin on the Intestinal Motility of Albino Rats. Indian Journal of Physiology and Pharmacology 2010 JulSep;54(3):284-8.

Hanai H, Iida T et al. Curcumin Maintenance Therapy for Ulcerative Colitis: Randomized, Multicenter, Double-Blind, Placebo-Controlled Trial. Clinical Gastroenterology and Hepatology. 2006 Dec;4(12):1502-6. Epub 2006 Nov 13.

Kawamori T, Lubet R, et al. Chemopreventive Effect of Curcumin, a Naturally Occurring Anti-Inflammatory Agent, During the Promotion/Progression Stages of Colon Cancer. Cancer Research 1999 Feb 1;59(3):597-601.

## 13장. 의료 실무자에게 보내는 메시지

Wang Z, Dabrosin C et al. Broad Targeting of Angiogenesis for Cancer Prevention and Therapy. Seminars in Cancer Biology. 2015 Dec;35 Suppl: S224-43. doi: 10.1016/j.semcancer.2015.01.001. Epub 2015 Jan 16.

## 14장. 집에 가져갈 메시지

Shusuke T, Goel A. Invited Editorial: The Holy Grail of Curcumin and its Efficacy in Various Diseases: Is Bioavailability Truly a Big Concern? (unpublished).

Antony B, Benny M, et al. A Controlled Randomized Comparative Human Oral Bioavailability of "Biocurcumax™ (BCM-95® CG)–A Novel Bioenhanced Preparation of Curcuminoids. Indian Journal of Pharmacological Sciences 2008 Jul-Aug;70(4):445-9.